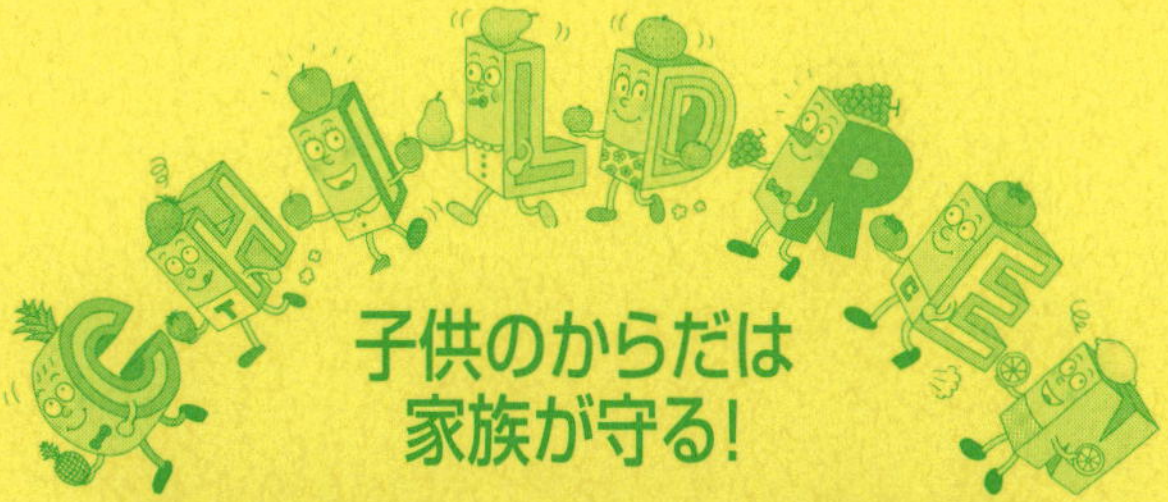

子供のからだは
家族が守る!

子供たちは何を食べればいいのか

松田麻美子
（ヘルス・エデュケーター）

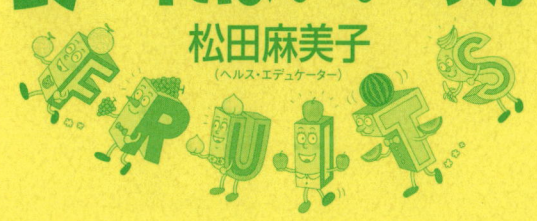

グスコー出版

はじめに

日本の歴史のなかで、今日ほど「食の安全性」について問われた時代はありません。

O-157に始まり、環境ホルモン、遺伝子組み換え、狂牛病、無許可の添加物や農薬を使用した食品、表示偽装食品、照射性食品などなど、テレビや新聞のニュースを見るたびに、消費者の食の安全性に対する不安はつのるばかりです。

特に小さなお子さんを持つ親たちは、「いったい子供に何を食べさせればいいのか」「安全な食べ物とは何なのか」、こうした疑問に頭を痛めていることと思います。

街にはファストフードやコンビニエンスストアのお弁当などがあふれ、果てしなく続くテレビのコマーシャルは、ジャンクフードやソーダ類を子供たちがまだ字も読めないうちから口にするよう洗脳しています。

その一方で、子供たちの体力や健康状態は著しく低下し、深刻な食習慣障害、肥満、体型のゆがみ、各種アレルギー、「キレる」性格、生活習慣病予備軍（肥満、高血圧、高コレステロール症、高血糖症など）の増加といったさまざまな問題が表面化しています。このようなことは日本の歴史上かつてなかったことでした。

こうした状況のなかで、病気をしない健康な子供を育てていくには、親が「体にふさわしい食事とは何か」を学び、食品産業やメディアのつくりあげる流行に惑わされず、安全でヘルシーな食事選択を子供のためにしていく必要があります。

親が決定する選択は、わが子ばかりか、子々孫々にまで影響を及ぼすことになるので、その責任はきわめて重大です。正しい選択をし、その食習慣を幼いうちから子供の身につけさせていくことは、子供にとって生涯にわたって役立つ「親からの最大の贈り物」となるはずです。

それにはまず、「ほとんどの親が今日行なっている食事選択の基準は誤《あやま》っている」ということを知る必要があります。なぜなら、その基準は、たいていが売り上げを最優先する食品産業やメディアと、健康と栄養摂取《せっしゅ》に関する情報に疎《うと》い政府の手によってつくられたものだからです。

さらに親たちは、食品添加物や農薬の使用の有無、産地偽装表示といった問題にこだわるあまり、もっと根源的な要因がほかにあることを見落としている、ということに気づく必要があります。

これらのことに気づいていないため、子供がたくましく成長するようにと、親たちが毎日食べさせている食べ物こそが、今日多く見られる病気や異常な症状（風邪や発熱、鼻水、扁《へん》桃腺炎《とうせんえん》、中耳炎、嘔吐《おうと》、下痢、腹痛、便秘、アトピー・小児喘息《ぜんそく》・花粉症などのアレルギー、湿疹《しっしん》やニキビほかの皮膚のトラブル、肥満、小児糖尿病、学習能力低下やＡＤＨＤ〈注意欠陥、多動性障害〉、小児ガンなど）を引き起こしている元凶だということを知りません。

子供が成長し、中年以降になってから、必ずといってよいほど悩まされるさまざまな病気（ガンや心臓病、脳卒中、糖尿病、骨粗《こつそ》鬆症《しょうしょう》、腎臓《じんぞう》・肝臓障害、肩凝《かたこ》り、腰痛、関節炎、痛風、更年期障害、白内障など）でさえも、幼い頃に親が身につけさせる食習慣が誤っているからだ、ということを知っている人も少ししかいないでしょう。

これらの病気は大人になってからもたらされるのではないのです。どんな病気も先天性のものを除けば、その九〇％以上が、「生まれて以来行なってきた食習慣とライフスタイルの誤りに原因がある」と、世界の著名な医師や栄養科学者たちは考えています（＊1）。

それは子供がまだ母親の体内にある胎児の頃から始まっているのです。心臓病や脳卒中の原因となる脂肪の堆積《たいせき》や動脈硬化は、すでに二歳の子供たちの血管に見られますし、発ガン性物質の細胞への攻撃も乳幼児の頃から毎日行なわれています。

わが子が将来いい学校に入学し、いい教育を受け、いい職業につくために非常に教育熱心な親たちが、その子をガンや心臓病や脳卒中で早死にさせてしまうような食習慣を身につけさせていることに気づいていないというのは、悲劇としか言いようがありません。

「体にふさわしい食事とライフスタイル」を選択し、健康で聡明《そうめい》な子供を育てている友人を私は世界中にたくさん知っています。またそのような育て方をおすすめした結果、子供がよく患う特有の症状や体重の問題（肥満）から解放され、子育てが楽になったと喜んでいるワーキングマザーもたくさんいます。

子供を病気にさせてしまうような誤った食習慣を見直し、体にふさわしい食事を与えることによって、あなたも、健康に満ちあふれ精神的にも安定した賢い子供に育てることができるのです。

私はそのことをあなたにお知らせするために本書を著《あら》わしました。

（なお、本文に引用した資料＊は、巻末二五五ページをご参照ください）

子供たちは何を食べればいいのか

【目次】

第3章 「精製加工食品」検証

第4章

第2部　子供のための「究極の食事プログラム」

第8章 これが理想の離乳食（六～二四か月）

●カバー＆本文デザイン　野村高志＋KACHIDOKI
●カバー＆本文イラストレーション　北田哲也

読者の方へ

本書は直接的にも間接的にも、医学的アドバイスを与えているわけではありません。また、医師の承諾なしに、病人に治療法としてのダイエットをすすめているものでもありません。健康や栄養の専門家諸氏は、広くさまざまな見解を有しているはずです。診断や処方を行なうことは著者の意図するところではありません。本書の目的は、健康を追求するという人類共通の目標に向かって、読者が医師と協力するのに役立つこと、そのための健康に関する情報を提供することです。

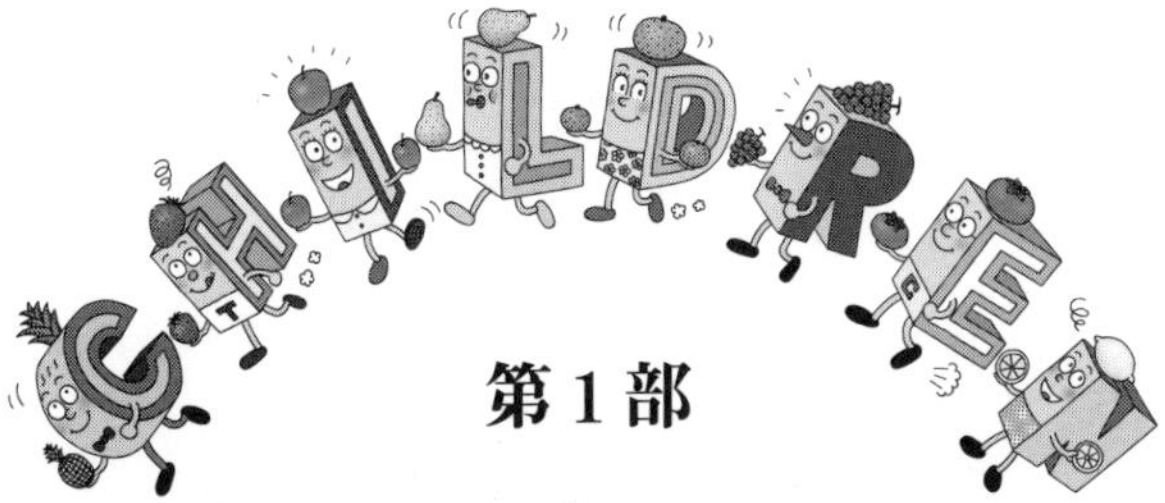

第1部

今、子供たちが食べているものの真実

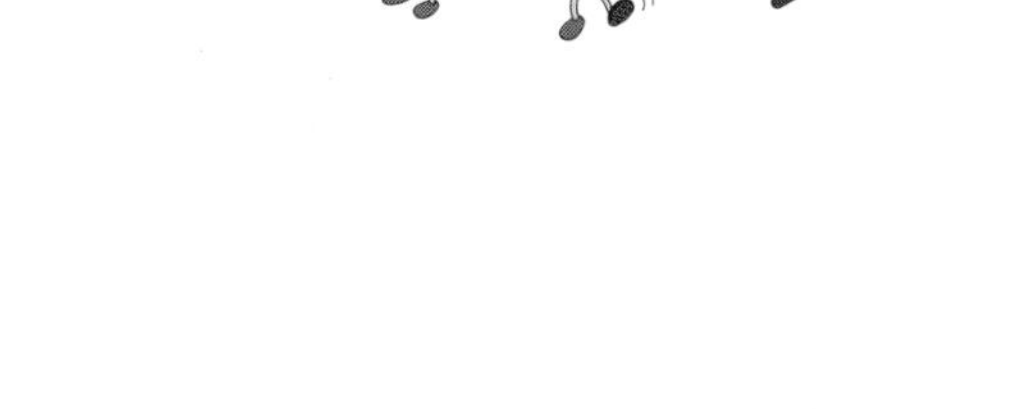

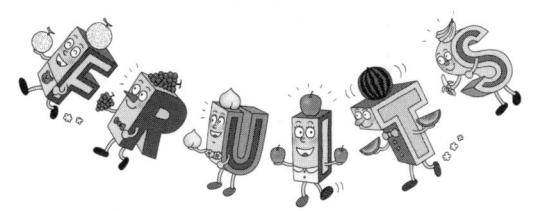

第1章

私たちは食べ物について
あまりにも無知だった

人間が製造している最も危険な武器は「食卓のナイフ」である。

――ハワード・ライマン（アースセーブ会長、環境保護アクティヴィスト、元四代目の牧場主）

◉親が無意識に与え、子供が無意識に食べているもの

今ここで、あなたがお子さんに毎日食べさせているものを、思い出してみてください。

まだ乳児のお子さんがいらっしゃる方は粉ミルクや牛乳、それ以上の年齢のお子さんがいらっしゃる方は、ハンバーガー、フライドチキン、フライドポテト、スパゲティー、ピザ、ホットドッグ、焼肉、カレー、鶏の唐揚げ、コンビニエンスストアのおにぎりやお弁当、プリン、ゼリー、果肉入りヨーグルト、チョコレート、ケーキ、ドーナツ、クッキー、アイスクリーム、マヨネーズ、ケチャップ、コーラやソーダなどの炭酸飲料、果汁入り飲料……、もしかしたら、このような食品を思い出されたかもしれません。

こうしてあらためて見てみると、牛乳・乳製品、肉などの動物性食品や、砂糖、小麦粉製品、油、塩、食品添加物などを大量に含む精製加工食品で占められていることがおわかりになると思います。

あなたがわが子に与えているものは、その子の心と体の健康状態に実にドラマティックに影響します。子供がよく熱を出す、風邪を引く、扁桃腺《へんとうせん》を腫《は》らす、中耳炎や気管支炎になる、アトピーや喘息《ぜんそく》に悩まされている、あるいは「すぐにキレる性格」だとしたら、それはあなたが選択し食べさせているものが、子供の体の生理機能や構造の面から見てふさわしくない

からなのです。

わが子を心身ともに健康でバランスのとれた子供に育てたかったら、まず第一に、**子供に毎日食べさせている食事を考え直す**ことから始めなければなりません。

食べ物の選択が正しければ、ホモサピエンスとしての人間の遺伝子が必要としているものが体に正しく与えられ、体の組織を傷つけるようなものは与えられなくなります。その結果、子供は肥満になるようなこともなく、スリムで鋭敏で、空気がぎっしりと詰《つ》まったボールのように勢いよく跳《は》ね回るほど元気になります。

免疫機能が活発に働くため、突然熱を出したりすることもなく、湿疹《しっしん》が出たり、中耳炎になったり、扁桃腺を腫らしたり、風邪や消化障害に悩まされるようなこともありません。ぐずって親をてこずらせることもなく、理解力や判断力、学習能力も抜群な子供に成長していきます。

そして、その子が大人になり、人生の後半期になってからも、今はやりの生活習慣病（ガン、心臓病、脳卒中、糖尿病、骨粗鬆症《こつそしょうしょう》など）に悩まされるようなことにはならないのです。

ところが、食べ物の選択が誤《あやま》っていると、健康な体づくりに必要な要素が遺伝子に与えられないため、子供は幼いうちから、種々の病気に悩まされることになります。

悲しいことに、こうした事実を知らない今日の親たちは、わが子に間違った食べ物を与えて病気にさせておきながら、その根本原因が自分の与えている食べ物にあるなどとは夢にも思っていないのです。

食事の選択が正しければ、私たちホモサピエンスとしての人間の体は、生涯深刻な病気に苦しむようなことはなく、一二〇～一六〇歳頃まで、健康でエネルギッシュに生きられるようにつくられています。そのような人生を子供に送らせてやれるかどうかは、子供に幼いうちから正しい食習慣を身につけさせられるかどうかにかかっています。

幼いうちに身につけた食習慣は生涯にわたって続いていきます。生活習慣病を引き起こす脂肪や塩、砂糖、香辛料の多い食事を好むかどうかは、子供が幼いときに親が身につけさせてしまうのです。

◉学校で教えてくれない「体のしくみ」

ハンバーガーやフライドチキン、ピザを食べたあと、あなたの消化器官の中がどのような状態になっているかなどということは、学校の授業ではもちろん、栄養士も医者も教えてはくれません。

消化条件の異なる食べ物が同時に入ってきたため、動物タンパク（肉やチーズ）と炭水化物（パンや揚げ物の衣、ピザの皮の部分）が十分に消化されず、腐敗・発酵し、まるで台所のゴミバケツを真夏の炎天下に放置したような状態になってしまうのです。

私たちの体は、消化条件の異なる動物タンパク食品と炭水化物食品とを、消化器官に負担をかけずに、同時に消化することはできないのです。動物タンパクは腐敗し、尿素《にょうそ》、尿酸、プリン体（尿酸のもとになる物質）ばかりか、アンモニア、硫化水素、インドール、スカトール、メルカプタン、プトマイン、ロイコマインなど、非常に悪臭《あくしゅう》を放つ有毒物質を形成することになります。

また、未消化の炭水化物は発酵してアルコールと二酸化炭素、酢酸《さくさん》などの物質を形成していきます。その結果、あなたの放出するオナラやウンチは、人には知られたくないほど臭《くさ》いものとなるのです。

腐敗・発酵してしまった食べ物は、体が栄養として利用することはできません。それどころか、毎日のように繰り返されるこのような食事からもたらされる有害物質は、毒素として体内に溜《た》め込まれ、体の組織を傷つけ、さまざまな病気の症状を引き起こしていくことになるのです。子供によくある風邪や発熱、消化不良、突発性湿疹、鼻水などはその典型です。

肉、牛乳、チーズは肥満や心臓病、脳梗塞《のうこうそく》の要因となる高脂肪、高タンパク、高コレステロール食品です。こうした病気を予防するのに役立つ食物繊維や抗酸化物質、**ファイトケミカル類**（注）などはまったく含まれていません（ビタミンEのみ、ごく少量含まれる）。

（注）植物にのみ含まれている特有の色素や香りの成分で、私たちの体をガンや心臓病、脳卒中から守ってくれる化学物質。カロチノイド、リコピン、ポリフェノール、ルテイン、イソチオシアネート、サルフォラフェーンなどが知られているが、これまでに発見されているものはほんのわずかにすぎず、実際には無数のファイトケミカル類が存在している。

また、フライドチキンや鶏の唐揚げ、トンカツ、魚介類のフライなどの揚げ物についても、あなたはきっとおいしくて、ボリュームもあって栄養満点の食品だと思っていることでしょう。

しかし、油は非常に不安定な物質で、熱や光に当たった瞬間から強烈な発ガン性物質に変わってしまうのです。白血球の数を急増させ、赤血球を粘っこくさせて互いにくっつけてしまい、酸素や栄養を細胞組織に運べなくしてしまうのです。その結果、免疫システムの機能低下や慢性疲労を引き起こすということもご存じなかったかもしれません。

消化器官が油の消化に時間がかかっている間に、油に包まれている衣（炭水化物）は発酵し、その中の肉や魚（タンパク質）は、腐敗してしまいます。子供に、「揚げ物はおいしくて栄養のあるおかず」として教え込むことは、子供を将来ガンで死なせるための準備をしているようなものなのです。

ファストフードと並んで、子供の健康を傷つけているのが、精製加工食品です。今度スーパーへ行ったら、レジでお金を払うときに、籠《かご》に入っているものの中にどれだけの精製加工食品があるか、よく注意して見てください。

今スーパーに並んでいる精製加工食品のほとんどが、五〇年前までほとんど存在していなかったものです。そして、今述べてきたような病気や異常もまた、五〇年前まではほとんど見られませんでした。

化学物質が多量に含まれているこのような精製加工食品を、五〇年、一〇〇年と取り続けていったときにどうなるかは、まだ誰にもわかっていません。これらの物質の相互作用が一〇〇年後の私たちの子孫の遺伝子に与える影響について、医者も学者もまだ誰も知らないのです。

◉体にとって害となる食べ物

今日ほど医学が発達した時代は、かつてありませんでした。それにもかかわらず、アトピーや喘息、白血病、小児ガンで苦しむ子供たちが年々増加しています。

抗生物質が濫用《らんよう》され、肥満や糖尿病、「キレる性格」を含むADHD（注意欠陥、多動性障害）、自閉症、自己免疫疾患の子供も、かつて例のないほどの勢いで増加中です。大人の花粉症、ガン、心臓病、脳卒中、骨粗鬆症も流行病と化しています。

どんなにハイテクノロジーを駆使した医療技術や、遺伝子レベルで治療を行なう薬が開発されても、病人はいっこうに減少してはいきません。病人は増え続け、政府の医療負担制度はパンク寸前です。どうしてなのでしょう。

それは、私たちの毎日の食習慣や健康教育が誤っているからです。今日日本で行なわれている栄養学は、面倒なカロリー計算をはじめとして、脂肪と塩分を控えめにしてバランス良く食べること、食品添加物の使用の有無、オーガニック食品の選定、産地の公正な表示などという点にだけこだわりすぎていて、体をそれ以上に傷つけている有害食品についてはほとんど言及していません。

飽食の時代に生きる現代人として、私たちはまず、「三つの主要な有害食品」をとりすぎていることを認識すべきです。

その三つとは、高脂肪、高コレステロール、高タンパクで、食物繊維や抗酸化物質、ファイトケミカル類（病気から体を守る化学物質）が０《ゼロ》の**動物性食品**（肉、魚、卵、牛乳・乳製品）、高度に精製されカロリー以外の栄養をすべて失い、不必要な食品添加物を含む**精製加工食品**、そして加熱によって生命力を失った**加熱調理食品**のことです。

すなわち、今の子供たちが大好きなファストフードや、コンビニエンスストア、スーパーマーケット、デパートの地下食品売り場で売られている食べ物のことです。

私たちの体は生理機能・構造上、これらを問題なく受け入れるようにはつくられていないのです。大昔の私たちの祖先は、このようなものは食べていませんでした。こうした食べ物は、ホモサピエンスとしての人間の遺伝子が求めているものに欠けています。その結果、大人から子供まで、日本人の非常に多くが、避けることのできる病気で苦しみ、自分の人生をみじめで短いものにしてしまっているのです。

第１部では、右に掲げた食品、および**薬**、**嗜好品**《しこうひん》について検証していきます。

第2章

「動物性食品」検証

牛乳は子牛のためにつくられているものであって、人間のためにつくられたものではない。私たちはたった今から牛乳を飲むのをやめるべきである。

――フランク・オスキー（医学博士、元ジョンズ・ホプキンズ大学小児科部長）

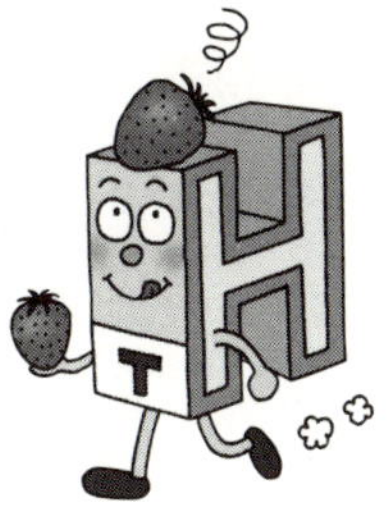

(1)「牛乳」という神話の正体

◉「牛乳は健康食品である」と誰が言ったのか

私たちは丈夫な骨格を形成し、骨粗鬆症《こつそしょうしょう》を予防するために、牛乳を飲むように教えられてきましたが、実は牛乳を飲んでも骨を丈夫にすることはできません。それどころか、逆に骨粗鬆症を助長してしまいます。

そればかりか、牛乳は最近急増している子供の肥満、アレルギー性疾患（喘息《ぜんそく》、アトピー性皮膚炎、ジンマシンなど）の主犯ともいえる食品なのです。そして、小児糖尿病、続発性中耳炎、乳幼児突然死症候群、扁桃腺炎《へんとうせんえん》、疝痛《せんつう》、腸壁への刺激、腸壁からの出血、貧血、便秘、静脈瘤《じょうみゃくりゅう》、裂孔《れっこう》ヘルニア、ＡＤＨＤ（注意欠陥、多動性障害）、さらには大人の花粉症、鼻炎、消化不良（乳糖不耐症）、偏頭痛、心臓病、ガン（肺ガン、大腸ガン、乳ガン、前立《ぜんりつ》腺《せん》ガン）、慢性関節リウマチ、牛の白血病ウィルス、またはエイズ様ウィルスによる感染といった命に関わるものまで、ありとあらゆる病気を引き起こすこともわかってきました。

世界にはそれを証明する研究文献が、一生かかっても読みきれないほどたくさんあります。

牛乳がトラブルメーカーであることは、けっして新しい情報ではありません。そのことは少なくとも七五年も前から、世界中で権威ある科学雑誌に書かれてきたことなのです。

私がここでお話ししていることが事実に反するのではないかと疑問に思われる方は、ぜひインターネットで「harmful effects of milk」と打ち込んでみてください。一三万二〇〇〇件ものサイト（六月一四日現在）にヒットしますので、じっくりと確かめてみてください。

自分自身や大切な家族の健康を守っていくには、「何が真実か」を自らの頭で考え、判断する必要があります。政府やメーカー、そして、結果的にそのスポークスマンの役割を果たしている医師や栄養士の言うことを鵜呑《うの》みにすることなく、スポンサーの付いていない真実の情報を世界中から収集することです。

ハーバード大学栄養学科長のウォルター・ウィレット医学博士は、二〇〇二年一月二日放送のABCニュースのインタビューで、次のように述べています。

「牛乳の過剰な売り込みは、本質的には米国乳製品業界による巧妙なマーケティングキャンペーンなのです」

事実、アメリカでは一九二七年まで、牛乳は食事の必需品として認知されていたわけでもなく、どこの家庭の冷蔵庫にも入っているというような食品ではありませんでした。実はこの当時、アメリカの家庭では牛乳などほとんど飲まれていなかったのです。

ところが、牛乳メーカーがセールスマンに対し、「牛乳はカルシウムを豊富に含む健康食品である」という商品教育を行ない、牛乳のPRを「国民の健康教育」と称して、全米中の学校、保育所、病院、老人ホーム、保健所、企業体などを回って、チラシや教材を配り歩いたのです。

「牛乳を摂取《せっしゅ》するように」という一大キャンペーンを始めた結果、牛乳は健康になるための必需品としてアメリカ社会に定着してしまったというわけです。

「牛乳は健康食品である」ことを教え込むため、メーカーは今でも、「牛乳を飲むと、有名なスポーツ選手のようなたくましく大きな体になれる」といったことを書いた本やぬり絵を、幼稚園や小学校低学年の教材として無料配布しています。また有名人を起用した「ミルクの白い口ひげキャンペーン」に年間一億九〇〇〇万ドルもかけて、「牛乳＝健康&魅力的」といったイメージ作戦を展開しています。

しかしその努力も空しく、アメリカでは、ますます牛乳離れが進行し、その摂取量は一九九五年には二五年前に比べ四六%も減少しています。

最近アメリカではこの業界と政府の癒着《ゆちゃく》が指摘され、問題になっています。米国農務省は生肉業界や乳業界に深いつながりのある人々を、国民のダイエタリーゴール（食事指針）作成委員に任命しています。

すなわち、これらの業界の食品が**フード・ピラミッド**（注１）に必須食品として必ず含まれるよう画策しているわけです。

（注１）米国民の食事指針を示すピラミッド形の推奨食品群。一三九ページ参照。

こうした行為は連邦利害抵触法（Federal Conflict-of-Interest Laws）に違反しているとして、**ＰＣＲＭ（責任ある医療を推進する医師会）**（注２）が訴訟を起こし、二〇〇〇年九月に勝訴しています。

（注２）世界的に著名な医師およそ五〇〇〇人と文化人一万人で構成されている健康推進団体。

その結果、米国農務省は、最近では「**研究が示す証拠は、牛乳は骨粗鬆症の健康的な予防策とはならないということを示している**」と言い直し、さらには「**牛乳は心臓病や前立腺ガンの要因となるということを示している**」とさえ言うように変わってきているのです。

◉アレルギーの最大要因は「牛乳」だった

私たちは、「牛乳は自然が与えてくれた究極の健康食品」と教えられてきましたが、それは**牛の赤ちゃんにとってのこと**です。この地球上で、ほかの種族のミルクを飲む生き物は人間だけしかいません。そしてまた、生涯乳離れせず牛乳を飲んでいるのも人間だけです。これは自然の摂理に反するきわめて不自然な行為です。

牛のミルクと人間の母乳とでは成分が大きく異なります（三三ページ、表1参照）。それぞれの種族のミルクはその種族の子供が発育するのに必要な栄養条件を満たすためのものであるため、異種授乳を続けていくと、健康上さまざまな問題が発生することになるのです。

さらに私たち人間は、離乳期を過ぎると、牛乳のタンパク質（カゼイン）や乳糖を分解するための酵素（レニンやラクターゼ）の分泌が止まってしまいます。私たちの体は、牛のミルクを飲むような構造にはつくられていないのです。そのため分解できないカゼインや乳糖は、毒素となって体内に堆積《たいせき》され、長い年月のうちに組織を詰《つ》まらせ、病気のもととなっていくのです。

牛乳は非常にたくさんの病気を引き起こしたり、悪化させたりするため、食物アレルギーの筆頭にあげられています。乳幼児の疝痛《せんつう》、喘息やアトピー性皮膚炎、ジンマシン、湿疹《しっしん》、胃腸アレルギー（慢性の下痢や便秘）、慢性の耳の炎症（中耳炎）、いわゆる「鼻詰まり」といわれる鼻部の鬱血《うっけつ》による続発性発作や後鼻漏《こうびろう》、声のかれ、花粉症、副鼻腔《ふくびこう》感染、痰《たん》が絡むなどの呼吸器官のトラブル、小児糖尿病、乳幼児突然死症候群、若年型慢性関節リウマチ（特に「成長痛」と呼ばれる筋骨格の痛み）、筋肉や骨の痛み、腰痛、疲労、不眠、短気（怒りっぽい）、ＡＤＨＤ、おねしょなどの原因は、牛乳やチーズのタンパク質にあることが明らかにされています。（＊2）

元ジョンズ・ホプキンズ大学の小児科部長で、『Don't Drink Your Milk』（『牛乳には危険

（表1）母乳と牛乳の栄養成分比較
（タンパク質、炭水化物、脂肪の量はキロカロリー当たりの数字）

	母乳	牛乳
タンパク質	7%	20%
炭水化物（乳糖）	44%	29%
脂肪	49%（飽和脂肪 40% 不飽和脂肪 60%）	51%（飽和脂肪 68% 不飽和脂肪 32%）
ナトリウム（100g中）	15mg	41mg
鉄（100g中）	ごく微量	ごく微量
ビタミンC（100g中）	5mg	1mg

※牛乳には母乳の約3倍ものタンパク質が含まれている。
（『五訂食品成分表』2002年,女子栄養大学出版部より）

がいっぱい？』東洋経済新報社刊）や『身近な小児科医（The Portable Pediatrician）』（医学テキスト）の著者としても有名なフランク・オスキー博士は、次のように述べています。「カゼイン（乳タンパクの主成分）は全米すべての子供たちの五〇％以上が苦しんでいる激しいアレルギー反応の主因であり、乳製品の摂取をやめれば喘息や副鼻腔感染の多くは、緩和されたり、なくすことさえできる」

◉接着剤に用いられるカゼインの弊害

牛乳には母乳の約三倍ものタンパク質が含まれています（三三ページ、表1参照）。その主成分（八七％）はカゼインです。

カゼインは粘着力の強いにかわ状のタンパク質で、食物アレルギーを引き起こす筆頭にあげられる強烈なアレルゲン（体に異常な反応を起こさせる物質）です。

その強烈な粘着力のため、カゼインは木工用の接着剤にも用いられていますが、消化器官で分解できないもの（プリン状の固体）を形成して腸壁にへばりつき、栄養の吸収を著しく妨害します。

その結果、栄養が十分にとれないため、食べすぎ、肥満、貧血、疲労感や無気力感などが生じます。一方、母乳のタンパク質の主成分はアルブミンで、形成される凝乳《ぎょうにゅう》（白いかたまり）は非常に小さくて軟らかいため、赤ちゃんでもたやすく消化できる性質のものです。

カゼインは消化器系ばかりか、甲状腺や呼吸器系に致命的なダメージを与えることになります。カゼインが未消化のまま腸壁から吸収されてしまうと、体はこの異物に対して免疫反応を起こし、アレルギーの原因ともなるヒスタミンが形成され、それに続いてほかのどんなものよりも多く粘液が製造されることになります。

このネバネバした粘液は、呼吸器官のデリケートな粘膜の内側を覆い、詰まらせ、体の排《はい》泄《せつ》機能に莫大《ばくだい》な負担をかけ、種々のアレルギー症状を引き起こすなど、体内に有害な影響を与えます。

また、日米を問わず幼児の再発性中耳炎も急激に増え、耳鼻科が大繁盛しています。これも乳タンパクが引き起こすアレルギーで、アメリカでは六歳以下の子供の四〇％を悩ませています。牛乳や乳製品をとらない子供たちには、このような痛ましい現象はまったく見られません。

アメリカの医師チャールズ・アットウッド博士は、小児科医になって以来三五年間、喘息患者にはどんな治療よりもまず牛乳・乳製品をとらないことをすすめていて、「牛乳と乳製品の摂取をやめてみると、信じられないようなことが起こる」と言っています。

博士自身、子供の頃から慢性のひどい喘息に悩まされていましたが、大学入学後に牛乳の摂取をやめたとたん、発作から解放される、という思いもよらない体験をしているからです。

牛乳や乳製品が引き起こしているトラブルは、私たちが気づいていないところでたくさん起きています。でもそれは、牛乳や乳製品に対して起こす体の反応が、摂取して一二〜一五時間もあとになってから起こるので、牛乳の悪影響に気がつきにくいからです。しかし、牛乳と乳製品のすべてを食事から一週間排除するだけで、ほとんどの人がその違いに気がつきます。

たとえば、鼻の通りが良くなる、花粉症が消える、よく眠れるようになる、慢性の疲れがなくなる、エネルギッシュになる、排便が良くなる、頭に靄《もや》のようなものがかかっていたのがなくなり、考えがはっきりしてくる、筋肉や骨の痛み、腰痛から解放される、などの変化を体験し、人生が変わります。

◉牛乳が骨粗鬆症を引き起こす

読み違いをしているわけではありません。牛乳は骨粗鬆症を引き起こす張本人なのです。

皮肉なことに、**骨粗鬆症を予防する目的で飲んでいる牛乳が、実は骨粗鬆症を助長**していく、ということを知っておいてください。

いくらたくさん牛乳を飲んでも、骨粗鬆症の予防にはなりません。それどころか、飲めば飲むほど骨折のリスクを高めてしまいます。

そのことはハーバード大学医学部が、三四歳から五九歳の女性七万七七六一人を対象に、一九八〇年以来一二年かけて行なった研究（ハーバード・ナーシーズ・ヘルス・スタディー）で証明しています。(＊3)

その理由は、牛乳（およびほかの乳製品）も、肉や魚などと同様に酸性形成食品なので、酸を中和するためにカルシウムが骨から抽出《ちゅうしゅつ》され、尿中に流れてしまうからです。牛乳の脂肪を気にして、低脂肪乳やスキムミルクを飲んでいる人は、脂肪分が減った分だけタンパク質が増えるため、ふつうの牛乳よりも骨粗鬆症のリスクが高くなります。

◉牛乳の中身の真実

❶実際の脂肪分

牛乳は別名「液体脂肪」と呼ばれるほど、大量の脂肪、しかも動脈を詰まらせ、心臓病や脳梗塞《のうこうそく》のリスクを高める飽和《ほうわ》脂肪を大量に含んでいます。牛乳の成分表示が一〇〇g中の重量パーセントになっているために、たいていの消費者は騙《だま》されてしまっています。

「脂肪三・八%」と表示されているふつうの牛乳は、実際にはカロリーの五一%、また「一%」と表示されているローファット牛乳(低脂肪乳)は一九・六%が脂肪なのです。

飽和脂肪やコレステロールは、肥満、心臓病、脳梗塞、ガン(乳ガン、前立腺ガン、大腸ガン)、糖尿病の要因となります。子供の肥満、早熟、初潮年齢の低下もこれと関連しています。

❷加熱殺菌で失われるもの

牛乳を摂氏六五度で加熱殺菌すると、カルシウム、マグネシウムのような複雑な有機塩は熱によってこわされ、分解することのできないリン酸カルシウム塩になってしまいます。

これでは体が利用することはできません。牛乳にはカルシウムが豊富に含まれていることは確かですが、加熱殺菌した牛乳のカルシウムは、体にとって何の役にも立たないどころか、体の組織を詰まらせる有害物質と化してしまうのです。

日本で市販されている牛乳のほとんどは、六五度の低温殺菌ではなく、一二〇度の高温殺菌ですから、ミネラルの破壊はもっと強烈です。加熱殺菌した牛乳を子牛、子犬、子猫に与えたところ、発育不全、さまざまな病状、短命などの障害が現われることを多数の研究が証明しています。(＊4)

❸日本人の大半が乳糖不耐症

世界の人口の七〇％は乳糖分解酵素（ラクターゼ）を持っていないために、乳糖を分解することができません。乳糖を受け入れられる白色人種を除いて、牛乳を飲むとお腹の調子が悪くなるのはそのためです。

実のところ、私たち日本人を含むアジア人は八五〜九五％の人が乳糖不耐症に該当するのです。牛乳は「自然が与えてくれた完全食品」として宣伝されていますが、牛乳を飲むとお腹がゴロゴロするのは、異常でも何でもなかったのです。

アメリカではＰＣＲＭ（責任ある医療を推進する医師会）が、「フード・ピラミッドに牛乳を加えていることは、乳糖不耐症のアジア系、アフリカ系、ヒスパニック系のアメリカ人に対する人種差別である」として、連邦取引委員会に陳情書を提出しています。

ＰＣＲＭはまた、これらの民族系アメリカ人たちは、牛乳からは、ほとんど、あるいはまったく何の恩恵も受けられないため、牛乳は「健康づくりに役立つ」と主張する乳製品業界のキャンペーンは、意図的に誤解させるような有害な広告ではないかという調査依頼の陳情書も提出しています。

❹発ガン性化学物質

プリンストン大学のジェシカ・アウトウォーター教授は、「なぜ牛乳が乳ガンを引き起こすか」という論文[*5]のなかで、「牛乳は文字どおり**発ガン性化学物質のカクテル**ともいえる危険な食品である」と述べています。

牛乳に含まれるミルクタンパクのカゼインは、私たちが食事として取り込むもののなかでは、間違いなく最も強力な単一化学性発ガン物質といえます。

牛乳に含まれる脂肪は女性の体内で過剰の**エストロゲン**（注）を製造させます。血液中のエストロゲン値が高くなると乳ガン、前立腺ガン、大腸ガンなどのリスクが高まります。牛乳に含まれる微量のエストロゲンが体に与える影響についてはまだわかっていません。

（注）女性ホルモンで一ℓ中に四〜一四ナノグラムの17β-エストラジオールを含む。

牛乳に含まれるIGF-1（インスリン様成長因子）が人間のIGF-1とまったく同一の

ため、牛乳を飲んでいる人の細胞の増殖を促進させ、乳ガン、前立腺ガン、大腸ガンになるリスクを高めることもわかってきました。(＊6)

ＩＧＦ-1は強力な成長ホルモンで、子牛を短期間のうちに巨大な体に成長させるため、母牛のミルク（牛乳）の中に含まれているものです。しかし人間がこの牛乳を飲むと、牛乳が胃酸を一時的に中和してしまううえ、牛乳の脂肪によって、胃酸が牛乳に含まれるＩＧＦ-1をこわすのを妨げられてしまいます。

その結果、ＩＧＦ-1が人の体内に吸収されてしまうため、成長期にある赤ちゃんや子供は急激に成長していくことになります。

しかし、牛乳のおかげで子供たちが大きく成長したと喜ぶわけにはいきません。ＩＧＦ-1はかなり強力なガン細胞成長刺激物質で、血液中のＩＧＦ-1レベルがたとえ少量上昇しただけでも、乳ガンになるリスクが七倍になることが研究で明らかにされているからです。(＊7)

戦後、日本人の乳ガン、前立腺ガンが激増してきているのは、偶然ではなく、この五〇年間の牛乳の摂取量の増加と密接な相関関係にあるのです。

さらに牛乳には、残留農薬、抗生物質、膿《うみ》、ウィルス、バクテリアなどの有害な汚染物質も含まれています。

つまり、こうして考えてみると、牛乳を飲むことは病気をつくり出す行為であり、牛乳はけっして私たちが思い込まされていたような、「自然が与えてくれた究極の健康食品」というものではないということです。

(2)「肉食」という習慣こそ生活習慣病の元凶

すでに子供たちの間に、たいへんな勢いで肥満や高血圧、高コレステロール値、成人型(Ⅱ型)糖尿病、骨粗鬆症といった生活習慣病の予備軍が増えてきています。お察しのように、肉とこれらの病気との間には、喫煙と肺ガンとの関係以上に密接な関係が存在するのです。

肉を食べないほうがずっとスリムで健康に長生きでき、肉を食べる量が増えれば増えるほど、これらの病気が増えていくことが、今日さまざまな研究からわかってきました。

それを代表するのが「チャイナ・プロジェクト」(別名「チャイナ・スタディー」)です。これは一九八三年から九〇年にかけて、アメリカのコーネル大学が中心となり、イギリスのオックスフォード大学、中国の北京大学が協力し、中国全土で行なった、病気を引き起こすリスクファクターとしての「食事とライフスタイルに関する研究」です。

この研究は史上最大規模かつ総合的なもので、『ニューヨーク・タイムズ』が「疫学研究のグランプリ」と最大級の評価を与えたものです。その内容とは、アメリカ社会で一般化している心臓病、ガン、糖尿病、骨粗鬆症が、中国の田舎の地域ではなぜ少ないかを明らかにしたものです。

これらの地域では動物性食品をほとんど摂取していないことが最大理由であり、裏返せば、動物性食品の摂取量の多い国や地域ほど、こうした病気が多い、ということを如実《にょじつ》に証明しています。

◉なぜ「肉」は良くないのか

その主な理由は第一に、肉は体が処理できる以上に大量のタンパク質や飽和脂肪、コレステロールを含んでいること。二番目に、肉はこれらの病気を予防・改善するために絶対に欠かせない成分（食物繊維、抗酸化物質、ファイトケミカル類など）をまったく含んでいないこと。そして三番目に、多量の有害物質（環境汚染物質、プリオン〈狂牛病を引き起こす異タンパク〉、O‐157大腸菌、サルモネラ菌、カンピロバクター菌などの有害細菌、抗生物質、成長ホルモンなど）を含んでいること、などがあげられます。

ハンバーガーの挽肉はそのカロリーのほぼ六〇～八〇％が脂肪です。脂の少ないヒレ肉を選んでも、脂肪の量は約六〇％と、それほど変わりません。これらはいずれも血管壁を詰まらせるタイプの飽和脂肪です。

鶏肉は牛肉より脂肪が少ないことは事実ですが、コレステロールの量がヒレ肉よりずっと多いのです。一〇〇㎎のコレステロールを食事からとると、血中コレステロール値が五ポイント上昇します。私たち人間の体は、肉食動物と異なり、コレステロールの処理を上手に行なうことができません。

体が排泄できるコレステロールの量は、一日一〇〇㎎です。残りは体の組織に溜《た》まり、やがて動脈を詰まらせ、心臓病や脳梗塞を引き起こすことになるのです。肉に含まれる大量の脂肪は、肥満ばかりか、大腸ガン、前立腺ガン、乳ガン、卵巣ガンや、糖尿病の要因となることも、子供を持つ親は知っておかねばなりません。

動物タンパクを摂取したときに出る副産物・ホモシステインは、コレステロール以上に、心臓病や脳卒中の危険因子であることも、最近の研究でわかってきました。ホモシステイン値が高いと、アルツハイマー病のリスクが高まることも明らかになりました。アルツハイマー病は肉食をしている国々に多いのです。

私たちの体内では、毎日のようにガン細胞が生まれては消えていきますが、体にはガン細胞を処理するメカニズムが備わっています。ところが、毎日肉食をしている人の体内では動物タンパクが多すぎるため、ガン細胞が活発に増殖をし始め、これを処理する体の処理能力の限界を超えてしまうのです。ガン細胞は、正常細胞の一・三〜一一倍のタンパク質を栄養にして成長していきます。肉や魚などの動物タンパクは、遺伝子にガンを引き起こさせるスイッチを「オン」にしてしまうのです。

また、肉や魚を焼くと、ヘテロサイクリックアミン（HCA）という強烈な発ガン性物質（焦《こ》げの部分）も発生します。その量は、たいていの人が牛肉や豚肉よりもヘルシーだと思っている鶏肉のほうが、一六倍も多いのです。アメリカではベジタリアンの三倍も肉食者に大腸ガンが多いのは、一つにはHCAのためだといわれています。

コリン・キャンベル博士（注）は、「人間にガンを引き起こすものとして、動物タンパクほど強力な化学性発ガン物質はない」と言っています。

（注）コーネル大学栄養生科学部教授。「チャイナ・スタディー」のリーダー。動物性食品とガンの研究分野では、今日、世界で最も傑出した存在といわれている。

肉や魚には食物繊維がまったく含まれていないために、消化過程での副産物が消化器官内に五日から一週間も居座り、大腸ガンのほかさまざまなガンや心臓病、脳卒中を助長する環境をつくっていくことになります。

動物タンパクをとりすぎると、尿中にカルシウムを失い、中年を過ぎてから骨粗鬆症のリスクが高まるということも、日本人の多くは知りません。**骨粗鬆症はカルシウムの摂取量が足りないことよりも、動物タンパクのとりすぎにより生じることのほうがずっと多い**のです。

動物タンパクは体内に強烈に酸性の物質（硫酸含有アミノ酸、尿酸、リン酸ほか）をもたらします。そこで血液を弱アルカリ性（pH七・三五〜七・四）に保つようにつねにモニターしている体のメカニズムが働き、アルカリ成分で中和を行ないます。このとき用いられるのが、アルカリ性のカルシウムです。

カルシウムは九九％骨や歯に蓄《たくわ》えられているため、体は骨や歯からカルシウムを引き出してきて中和を行ない、腎臓《じんぞう》から尿とともにこのカルシウムを排泄してしまうのです。

腎臓から排泄されない分は、体内に溜め込まれ、組織に異変を引き起こすことになります。動脈に溜まると動脈硬化を引き起こし、関節に溜まると関節炎を、足先に溜まると痛風に、腎臓に溜まると腎石《じんせき》に、胆のうに溜まると胆石《たんせき》に、目の網膜に溜まると白内障に、そして皮膚に溜まるとシワとなるのです。

腎石、胆石以外はどれも、老化現象として片付けられてしまっていますが、実は肉や魚などの動物タンパクのとりすぎがその要因なのです。

こうしたことから、今日欧米社会では、栄養学の分野に革命が起こっています。かつて推進されていた「良質のタンパク質や鉄を摂取するためには肉を食べよう」というすすめは、もはや古い栄養学となっているのです。

二一世紀の最新の栄養学は、「もっと新鮮な果物や緑葉野菜、豆類、イモ類、精製されていない全穀類などのプラントフードをとること」をすすめており、アメリカ国内の善良な医師や栄養士たちは、「子供はベジタリアンに育てること」をすすめているのです。九四歳で亡くなった、世界で最も著名な小児科医、スポック博士もその一人でした。

(3)「卵」は体に必要なし

お母さん方の多くは、卵はビタミンや鉄ほかの栄養を与えてくれるため、栄養食品だと信じ込んでいますが、卵には体の処理能力を超える大量のタンパク質、コレステロール、脂肪が含まれています（タンパク質はカロリーの三二・六%、脂肪は六一・四%、コレステロールは卵一個に二三〇〜二八〇mg）。

科学文献に掲載されている、「卵が血中コレステロール値に劇的に影響を与えることはない」という研究は、たいてい鶏卵業界が関与しており、血中コレステロール値に影響しないように、実験段階で操作が行なわれていたことを『マクドゥーガル式完全自然食健康法』（河出書房新社）のなかでジョン・マクドゥーガル博士が指摘しています。(＊8)

毎朝卵を一個食べると、あなたのコレステロール値を一〇ポイント上昇させることになります。

また卵は、病気を予防改善するのに欠かせない食物繊維や抗酸化ビタミン、ファイトケミカル類などがまったく含まれていない反面、硫黄《いおう》やサルモネラ菌のほか有害な物質を大量に含んでいることを考えてみると、けっしてヘルシーといえる食品ではありません。もし使うのであれば、オーガニックの有精卵を選び、大量の野菜といっしょにとることをおすすめします。

（4）「魚」に伴う汚染物質の不安

たしかに魚は肉よりずっとヘルシーな選択です。トロのような例外を除けば、脂肪の量も少なく、特に背の青い魚（イワシ、アジ、サバ、サケ、サンマなど）はコレステロール値を下げ、血液をサラサラにしたり、脳の働きを活発に保つのに役立つ「オメガ3脂肪酸（ＥＰＡやＤＨＡ）」（二四〇～二四一ページ参照）の宝庫といえます。

しかし、あらためて確認しておかなくてはいけないことがあります。それは、魚も肉と同様に、高タンパク、高コレステロール食品であり、食物繊維は魚にはまったく含まれていない、ということです。そして、食物連鎖の頂点にあって、信じられないほど大量の環境汚染物質（ダイオキシン類、水銀、有害細菌、抗生物質〈養殖魚の場合〉）を溜め込んでいる食べ物であるという事実です。

びっくりするかもしれませんが、私たちが魚から取り込むダイオキシン類の量は乳製品の三倍、肉や卵の六倍、米や緑葉野菜の九・五倍、豆類の八五・七倍、海藻類の四二・九倍、果物の二〇〇倍にものぼっているのです。(＊9)

血液をサラサラにする脂肪酸を含むということから近年日本人が重視し始めたイワシやサ

バのような背の青い魚ほど、汚染物質を多く含んでいるのです。なぜなら、有害物質は脂肪組織の中に堆積されていくからです。ＰＣＲＭのバーナード博士は、「魚は毒素を、その魚の棲《す》む水中の毒素の九〇〇万倍の濃度で溜め込んでいる」と言っています。

アメリカではＥＰＡ（米国環境保護局）やＦＤＡ（米国農務省食品医薬品局）が、サメ、メカジキ、キングマカレル（サワラの一種）、テイルフィッシュ（マグロの一種）はメチル水銀を大量に含んでいるため、授乳中の母親や幼児は、これらの魚を食べないようにすすめていますし、イギリスではサケもそのリストに入っているといいます。

日本でも二〇〇三年六月に、厚生労働省が「妊婦がキンメダイとメカジキを摂取するのは週二回までとするように」という警告を出しました。

また、カナダでは養殖サケはＰＣＢの汚染レベルがふつうのサケよりはるかに高いことから、「養殖サケを週に一～三食以上食べないほうがよい」と、環境化学の国際専門誌『化学圏（Chemosphere）』（二〇〇二年七号）で警告しています。メチル水銀は電力会社の石炭燃焼やゴミ焼却のほか、工場の産業廃棄物として空気中に放出され、海洋汚染源にもなっているのです。

環境庁（現環境省）が一九九八年に行なったダイオキシン類の調査によると、日本の河川や湾内の魚の三割が、人間が生涯にわたって毎日一〇〇gの魚を食べ続けても問題にならないレベル（政府が定める一日の耐容摂取量四ピコグラム）を超えていたといいます。

アメリカではインターネットで「contamination of fish」（魚の汚染）と打ち込んで検索すると、四一万六〇〇〇件のサイト（六月一四日現在）にヒットします（日本ではわずか一一八件）。

魚はEPAやDHAなど、体にとって有効な脂肪酸を含みはするものの、魚の汚染物質が体に与える影響について考慮したとき、その効果は帳消しにされてしまうといった見方をしている学者もかなりいます。FDAの最新のガイドラインでは、妊婦や小さな子供は魚を週二回以上食べないようすすめているくらいです(*10)。

それでもやはり魚が食べたいという人へのアドバイスです。魚を加熱調理すると、ヘテロサイクリックアミンのような強烈な発ガン性物質が放出されることや、バイオアベイラビリティー（体が栄養として利用できる量）は激減してしまいますので、生で食べることをおすすめします。つまりお刺身やお寿司です。しかし、体が必要としているタンパク質は非常に少量ですから、数切れで十分です。特にお寿司は食べすぎないよう、注意が必要です。

体は動物タンパク食品と炭水化物食品という消化の条件が異なる食べ物を同時に食べると、

効率よく消化することができないため、タンパク質（魚）は腐敗し、炭水化物（寿司飯）は発酵して、余分な体重を増やしたり、病気を引き起こす有害物質となってしまうからです。

(5)「ヨーグルト」はヘルシー食品か

今日の一般的な日本人がとっているような食事をしている人にとっては、ヨーグルトはいくらかメリットがあります。

しかし、もっとレベルの高い健康体をめざしている人は、ヨーグルトなどの乳酸菌効果で満足しているべきではありません。

以前、ＮＨＫテレビ『ためしてガッテン』で、ヨーグルトに関する実験が放映されていました。

一週間に排便が平均三回しかない人のグループが、ヨーグルトを二週間毎日続けてとったあとでは、排便が六・八回に増え、また、週四・七回あった人のグループは七・八回に増えていました。

乳酸菌（ビフィズス菌）の数も、二〜一〇％に増えていました。

一方、ヨーグルトをとらなかったグループの排便回数の平均は五・五回でしたが、実験中だということでストレスがかかったためか、二週間後の排便回数は週四・三回に減り、ビフィズス菌も三％減少していた、ということでした。

この結果を受けて番組では、「ヨーグルトは便秘をなくし、ビフィズス菌を増やすのに効果がある」と結論づけていました。

しかし、ヨーグルトを食べなくても、**ナチュラル・ハイジーン**（一〇四ページ参照）の実践者たちはたいてい一日三回の排便をしています。

一日三回排便するということは、食事のたびに溜まっていく余分な廃棄物（体が栄養として使っていないもの）が、そのつど排泄され、腸の中をスーパークリーンな状態に保っているということですから、当然、乳酸菌をたくさん製造するのに絶好な環境を保っているということになります。

もちろんこれまで一日おきにしかウンチが出なかった人にとって毎日排便できるようになったということは、ヨーグルトをとる前に比べると大きな進歩で、「ヨーグルトは効果がある」ということになるでしょう。

しかし一日三食で一回排便できるようになるために、そしてわずか二〜一〇％のビフィズス菌を増やすようにするために、ヨーグルトに含まれるカゼインのような強烈な発ガン物質、かつ強烈なアレルゲンや卵巣《らんそう》ガンや白内障のリスクを高めるガラクトースといった有害副産物を取り込むことのメリットはどこにあるのでしょうか。

私たちの体は、体に必要な材料を与えてあげればつねに体を「超健康《スーパーヘルス》」（とびきり上等の健康状態）に保ってくれ、そのために必要な量のさまざまな腸内細菌も私たちの腸の中で製造してくれる、というのがナチュラル・ハイジーンの見解です。

「ヨーグルトは体に良い」という話は（たとえそれがカスピ海ヨーグルトなどの自家製のものであっても）、あくまで**「体にふさわしくない食事をしている人にとって」**という前提があってこそ、初めていえることなのです。

第3章

「精製加工食品」検証

あなたの食べているパンが白ければ白いほど、あなたはそれだけ早く死に近づくだろう。

――ハーヴィー・ウィリー（医学博士、米国農務省食品医薬品局初代局長）

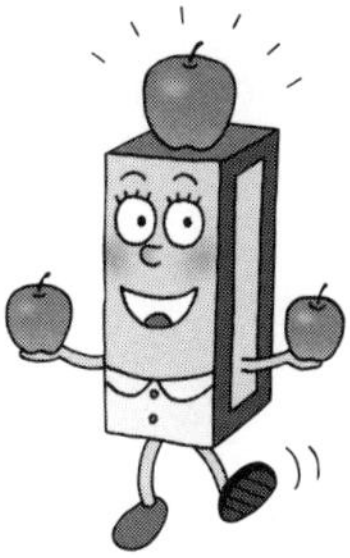

(1)「白い穀物」はカルシウム泥棒

私たちがふつう食べ物として食べ、子供にも食べさせているスナック菓子や白いパン、白米、白砂糖などの「精製加工食品」が、どれだけ私たちの体を傷つけ、栄養の蓄《たくわ》えを奪い、エネルギーを低下させているかということを、ほとんどの人は知りません。

たとえばジャガイモをポテトチップスに変身させるには、次の工程を経ることになります。まず食物繊維や鉄、カルシウムなどを含む栄養豊かな皮を剝《む》き、スライスして水洗いします。この時点までにジャガイモの細胞の酸化は始まっており、栄養価が落ちていきます。

次に油で揚げます。同時に水分も失われます。脂肪（油）を加熱すると、アクロレインという有害な発ガン性物質が発生します。同時に水分も失われます。酵素やビタミンB類は破壊され、ミネラルは体では使えない**インオーガニック・ミネラル**（注）に変わってしまいます。そこへ塩やフレーバー、スパイス、人工着色料、保存料などが加えられて袋詰《づ》めにされるのです。

（注）加熱により化学変化を起こし、生命力を失ってしまったミネラル。体が利用できるミネラルは、生の果物や野菜に含まれる生命力あふれるオーガニック・ミネラル。

こうしてできあがったポテトチップスは、同カロリー（一〇〇キロカロリー）の蒸したジャガイモに比べると、体に取り入れたくない脂肪が五三倍、ナトリウム（塩分）が六一倍にも増え（八一ページ、表3参照）、逆にビタミンCは約七分の一、亜鉛は三分の一、カリウム、炭水化物、ビタミンB_2は二分の一にも減少しているのです。ポテトチップスやコーンチップスなどのスナック菓子が、ジャンクフード（junk＝「がらくた」の意から栄養価の低い食品）と呼ばれる所以《ゆえん》はここにあるのです。

◉白米、白いパンが招くもの

幼稚園、保育園、小学校などの給食に出され、子供たちが毎日何の疑問も抱かずに食べている白いパンや白い小麦粉製品（ケーキやビスケットなど）も、ポテトチップス同様のジャンクフードです。

これらは、精製される過程で、食物繊維の八〇％、ビタミン・ミネラルの五〇〜九〇％、そのほか必須脂肪酸やファイトケミカル類ばかりか、私たちにはまだわかっていない生命のエッセンスの一〇〇％を失ってしまいます（五九ページ、表2参照）。

これらは体に生命力を与え、免疫機能を高め、私たちを病気から守り、健康な体を維持していくうえで、けっして欠くことのできない成分です。白い小麦粉を地面に蒔《ま》いても、芽は出てきません。ところが、四〇〇〇年前の墓から発見された小麦粒を蒔くと、発芽します。中に生命のエッセンスが閉じ込められているからです。

現代の科学ではこのエッセンスを模造《もぞう》する方法がわかっていないのです。生命のエッセンスは製粉のプロセスで破壊されてしまいます。生命のエッセンスに欠けた白い小麦粉は、食べ物としての価値がほとんどありません。

アメリカでは、このような食べ物は、**エンプティーカロリー食品**と呼ばれています。このような食品で生命を維持していこうとすると、欠けている成分を体の蓄えから奪ってこなければなりません。

その結果、体は絶えず栄養不足の状態で機能していくことが強いられ、組織の機能不全、神経障害、消化不良、エネルギーの枯渇、慢性疲労、免疫機能低下などに陥り、寿命《じゅみょう》を待たずに死んでいくことになります。

最近増えている味盲症《みもうしょう》は、亜鉛不足が原因ですが、それは精製加工食品の常用によるものです。表2からもわかるように、小麦は精製されると約九割、白米は二割五分の亜鉛を失ってしまうのです。白米や白いパンを食べれば食べるほど、私たちの体は骨からカルシウムが奪われていくことになります。

(表2) 未精製穀物と精製穀物との栄養価の比較(各100g中)

	玄米	白米(精製後)	小麦玄穀	小麦薄力粉(精製後)
カロリー	165キロカロリー	168キロカロリー	337キロカロリー	368キロカロリー
タンパク質	2.8 g	2.5 g	10.6 g	8.0 g
脂質	1.0 g	0.3 g	3.1 g	1.7 g
炭水化物	35.6 g	37.1 g	72.2 g	75.9 g
灰分	0.6 g	0.1 g	1.6 g	0.4 g
カルシウム	7.0mg	3.0mg	26mg	23mg
リン	130mg	34mg	350mg	70mg
鉄	0.6mg	0.1mg	3.2mg	0.6mg
ナトリウム	1.0mg	1.0mg	2.0mg	2.0mg
カリウム	95mg	29mg	470mg	120mg
マグネシウム	49.0mg	7.0mg	80mg	12mg
亜鉛	0.8mg	0.6mg	2.6mg	0.3mg
銅	0.12mg	0.10mg	0.35mg	0.09mg
ファイトケミカル	豊富	ほとんどなし	豊富	ほとんどなし
カロチン	0	0	(0)	(0)
ビタミンE	0.5mg	ごく微量	1.4mg	0.3mg
ビタミンB_1	0.16mg	0.02 mg	0.41mg	0.13mg
ビタミンB_2	0.02mg	0.01mg	0.09mg	0.04mg
ナイアシン	2.9mg	0.2mg	6.3mg	0.7mg
ビタミンB_6	0.21mg	0.02mg	0.35mg	0.03mg
葉酸	10μg	3μg	38μg	9μg
パントテン酸	0.65mg	0.25mg	1.03mg	0.53mg
ビタミンC	(0)	(0)	(0)	(0)
コレステロール	(0)	(0)	(0)	(0)
食物繊維	1.4g	0.3g	10.8g	2.5g

※(0)は推定値
※玄米と白米の欄は米粒でなく、ご飯にしたものの栄養価
(『五訂食品成分表』2002年、女子栄養大学出版部より)

その理由は、第一に白い穀物はカルシウムが精製過程で失われているからです。カルシウムは糖代謝に必要なため、骨や歯に蓄えられているカルシウムが使われてしまうのです。第二に、白米や白いパンはどんなものでも強度の酸性形成食品のため、血液中に酸を増やしてしまいます。そこで体は、血液を弱アルカリ性に保つため、やはり骨や歯からカルシウムを引き出していくことになるからです。**白い穀物は「カルシウム泥棒」**だと心得るべきです。

虫歯は一般に思われているように、口の中のバクテリアが歯の表面のエナメル質を侵食することによって生じるのではありません。真実は、虫歯は歯の中から始まるのです。白米や白いパン、白砂糖のような酸性形成物質がもたらす強烈な酸を中和するために、歯の中からカルシウムが引き出され、やがて歯の表面のエナメル質までも侵されていくのです。白米やパン、砂糖を常食としない国々では、実際に虫歯がありません。精製炭水化物を常用していると、カルシウムの代謝機能を混乱させ、歯や骨をボロボロにしていくのです。

こうして幼児のうちから毎日少しずつカルシウムを失っていくような食生活を続けていると、骨細胞の形成のピークが終わる三〇代以降は、骨がつくられるスピードよりも、失うほうが早くなり、更年期を過ぎる頃には骨粗鬆症《こつそしょうしょう》に拍車がかかるようになってしまうのです。

(2)「砂糖」、この甘い誘惑

ごく一般的な食事をしている今日の子供たちは、大量の砂糖を摂取《せっしゅ》しています。砂糖はいたるところに隠れているため、知らないうちに、一日の摂取量は一〇〇g以上になっています。

キャンディーやチョコレート、菓子パン、焼き菓子、ドーナツ、ケーキ、クッキー、プリン、スナック菓子は言うに及ばず、コーラやソーダ（コップ一杯に小さじ八〜一二杯の砂糖）、アイスティーから果糖ヨーグルト、ケチャップ、ソースにいたるまで、さまざまな加工食品の中に潜んでいるのです。

「砂糖は肥満や糖尿病を引き起こす」ということを耳にする一方で、砂糖業界が出している小冊子に「砂糖はけっして肥満のもとではありません」「砂糖のとりすぎが糖尿病を引き起こすことはありません」「砂糖は重要なエネルギー源で、特に脳にとって欠かせない栄養となります」などと記されているのを見ると、消費者は何が正しいのかわからなくなり、すっかり混乱してしまいます。

自分や家族の健康を守るためには、私たち自身がもっと賢くなって、何が真実か見極《みきわ》める目を持つ必要があります。『Sugar Blues』（『砂糖病』日貿出版社刊）のなかで、著者のウィリアム・ダフティーは、「砂糖業界は、裏で何百万ドルもの金を使って、『砂糖は無害でおいしい食べ物だ』と庶民を信じさせるように、科学を買収したのだ」と述べています。

それを証明するように、この業界の息がかかっていないアメリカの専門家たち（栄養士や医師など）は一様に、「砂糖は肥満、虫歯、歯周病、低血糖症、糖尿病、細胞の成長阻害、栄養失調、免疫機能の低下、アレルギー、コレステロール値や血圧の上昇、心臓病、脳卒中、脳神経障害（キレる性質）、腎石《じんせき》、膀胱炎《ぼうこうえん》、腸のガン、ホルモンの異常、激しい生理痛ほか多数の病気や障害の要因となっている」ことを認めています。

『アメリカ臨床栄養学ジャーナル（The American Journal of Clinical Nutrition）』や『アメリカ心臓病ジャーナル（The American Heart Journal）』も同じ見解です。

脳神経に異常を引き起こし、「すぐにキレてしまう性格」やＡＤＨＤ（注意欠陥、多動性障害）を形成するため、薬物としてみる専門家も多くいます。

スザンヌ・スキナー博士などは砂糖のことを、「この世にある最も強烈な常用癖をもたらす薬物で、体の機能を支配し死ぬまで打ちのめしてしまう」とまで言っています。

フィンランド政府の健康関連機関の職員は、「砂糖はあまりにも危険な物質なので、新たに発見されたものだったら、『食品添加物としては禁止する』という警告を出すところだ」と述べているほどです。

◉砂糖が導く肥満・糖尿病への道

白砂糖は食物繊維が含まれていないために、白い小麦粉や白米と同様、血液中に急激なスピードで吸収されて、血糖値を急上昇させてしまいます。体は膵臓《すいぞう》からインスリンを大量に分泌してこの状態を正そうとするので、血糖値は砂糖が取り込まれる以前の状態よりも下がってしまうのです。すると体はさらにもっと糖が必要であると感じ、また甘いものが欲しくなるというわけです。

こうして膵臓を酷使し、インスリンをいくらたくさん分泌しても、大量の糖の処理が間に合わなくなり、腎臓《じんぞう》を通して尿中に糖があふれ出してしまうのが成人型（Ⅱ型）糖尿病です。インスリンの助けを借りて細胞内に取り込まれた大量の糖は、エネルギーとしてすぐに使われないために、備蓄用のエネルギー（脂肪）に変えて蓄えられていくことになります。砂糖をとりすぎると太るのはそのためです。

砂糖業界は、肥満の原因は脂肪のとりすぎや運動不足であって、砂糖のとりすぎではないと主張しています。むしろ砂糖はご飯、蕎麦《そば》、パスタなどと同様、体の貴重なエネルギー源となる、と宣伝しています。

白砂糖も穀類同様に、体のエネルギー源である炭水化物の仲間であることは確かです。しかし、体が炭水化物をエネルギーに変えるためには、ビタミンやミネラルが必要なのです。白砂糖は精製される時点で、これらの栄養をすっかり失ってしまっているため、白砂糖だけではエネルギーになることはできないのです。炭水化物には良い炭水化物と、悪い炭水化物とがあり、砂糖は後者に当たるということを知らねばなりません。

◉免疫機能混乱の犯人

砂糖をとると、体内に侵入してきた異物を排除する食細胞（白血球の一つ）の活動が著しく低下してしまいます。つまり、砂糖の摂取は免疫機能を低下させ、風邪、炎症などにかかりやすくなったり、ガン細胞の形成を許してしまうことになるのです。

砂糖はまた、アレルギーを引き起こす要因でもあります。糖代謝に必要なミネラルを体の蓄えから奪ってしまうため、体がミネラル不足を引き起こし、酵素が正しく働けなくなります。その結果、タンパク質が正しく消化されないまま腸壁から血液中に吸収されてしまい、これを体の免疫システムが異物として捉《とら》えて攻撃し、アレルギー反応を起こすことになるのです。

こうした状態が繰り返されていくと、免疫システムが正しく機能できなくなり、花粉症、関節の痛み、疲労などの症状となって現われてきます。

◉「キレてしまう子供」の生産工場

脳はブドウ糖を燃料にして機能しています。砂糖入りの甘いものを食べると、私たちはとても幸せな気分になることを知っています。これは気持ちをリラックスさせ、苦痛を感じなくさせる化学物質セロトニンが、ブドウ糖に反応して分泌されるためです。

ところが、その気分は長続きしません。急激に上昇した血糖値をインスリンが下げてしまうので、脳に燃料（ブドウ糖）が与えられなくなり、脳は混乱し、感情を爆発させてしまうのです。

イライラする、落ち着きを失う、憂鬱《ゆううつ》になる、泣き喚《わめ》く、暴力を振るうといった、いわゆる「すぐにキレてしまう」という症状や、ＡＤＨＤが突如として現われてくるのです。

駅や乗り物の中で、ところかまわず泣き喚いている子供に手を焼いている母親を見かけることがよくありますが、それは朝食に食べさせた菓子パンや、ほんの少し前に与えたビスケットと果汁飲料のせいだとは、夢にも思っていないのです。

研究によると、犯罪を起こして少年院に保護されている非行少年たちの砂糖の摂取量は、平均的アメリカ人の二・四倍にもなっていました。この少年たちの食事から砂糖を除き、果物や野菜のようなもっと健全な食事を与えたところ、すべてのタイプの反抗的な行動が四八％も低下したことが明らかにされています。(＊11)

◉果糖と砂糖はこんなに違う

日本人の非常に多くが、果糖（フルクトース）と砂糖（スクロース／蔗糖《しょとう》）を同一視しています。

そして医師や栄養士たちは、果糖は血糖値を上昇させてしまうので、果物は一日一個（リンゴは二分の一個）以上とるのは体に悪く、血糖値の高い人はとるべきではないと考えていますが、これはゴリラやチンパンジーに「バナナは糖尿病になるから食べてはいけない」と言うのと同じくらい無謀なことです。

自然界にある未精製加工の糖（果物に含まれる果糖）と人工的に精製された糖（砂糖）は、

まったく別のものです。自然が私たちに食べるように与えてくれている糖を避ける理由はどこにもありません。果糖と砂糖には大きな違いがあるため、果物は正しく食べるかぎり（動物性食品や炭水化物食品といっしょにとったり、食後のデザートにしたりしないかぎり）、満腹になるまで食べても、血糖値が急上昇するようなことはけっして起こらないのです。

それは果物の糖が、単純炭水化物の砂糖と異なり、食物繊維（複合炭水化物）、タンパク質、脂肪ほか、多くの栄養を含む細胞組織の中に拘束されているからです。

果物を食べたとき、歯で細かく砕かれた果物の小片が胃に入ってくると、酵素と胃酸がコントロールされたスピードで食物繊維の細胞膜をこわしていきます。中に含まれるタンパク質組織は胃の中で分解されます。それからこのドロドロした塊が、十二指腸を経て小腸へと送られると、糖の分子が解放され、腸壁から吸収されて血液の中に入っていきます。

こうした一連の消化のプロセスのため、果物に含まれる果糖はコントロールされたやり方で、血液中にゆっくりと放出されていくことになるのです。そのため果糖は、血液中を糖の大洪水にし、インスリンを過剰に分泌させるようなことはありません。

つまり**果糖は低血糖症や糖尿病を起こさせるようなトラブルメーカーではない**のです。また、果糖は砂糖と異なり、私たちの体の細胞が糖を吸収するときに、インスリンの助けを必要としていません。アメリカでは「果物を食べると糖尿病になる」という話を聞いたことがありません。それどころか健康に携《たずさ》わる専門家たちは、**糖尿病の予防と治療に、「一日最低二個の果物をとる」**ことをすすめているくらいです。

一方、砂糖（白砂糖、三温糖、グラニュー糖、ざらめ糖、角砂糖、氷砂糖、黒砂糖、和三盆糖《わさんぼんとう》）は単一糖分子から構成される単純炭水化物で、精製過程で食物繊維やほとんどすべての栄養を失ってきています。そのため消化を必要としません。糖分子が超特急で血液中に吸収されていき、血糖値を乱高下させ、低血糖症や糖尿病を引き起こすことになります。

さらに砂糖には、私たちの体をガン、心臓病、脳卒中、アルツハイマー病のような生活習慣病から守ってくれる強力な味方である抗酸化物質やファイトケミカル類がいっさい含まれていないのです。果物にはこれらの栄養が豊富に含まれています。砂糖は糖以外の栄養を私たちに与えてくれない、エンプティーカロリー食品で、とるべきではない悪い炭水化物です。

なお、「黒砂糖はヘルシー食品だ」として健康志向の人々の間で使われていますが、それは白砂糖よりましだというだけのことです。食物繊維を含んでいないために、血糖値を混乱させてしまう点では白砂糖と変わりません。栄養価の点を見ても、同カロリーの果物と比較するとナトリウムが突出して多いほか、カルシウムと鉄がわずかに多いだけで、そのほかの栄養は果物のほうがずっと多く含まれています。

果物の糖から人工的に摘出《てきしゅつ》され、「果糖」として売られている製品は、砂糖と同様に、血糖値を混乱させる加工精製食品です。これを、果物を丸ごと食べたときに体が吸収する果糖と混同しないでください。

(3)「塩」をとるか、命をとるか

私たち日本人は、家庭料理以外にも、外食、中食（コンビニ食、デパートの地下食品売り場などからのテイクアウト食品）、インスタント食品、レトルト食品、漬物などの塩蔵品、お菓子などの加工食品から、一日に体が必要とする量（一・二八g以下）の一〇倍以上もの塩をとっています（一日平均一三・五g）。

塩のとりすぎは食道ガンや胃ガン、そして高血圧の要因となることは周知のとおりです。三〇歳以上の日本人男性の五一・七%、女性の三九・七%が高血圧（最高血圧一四〇以上、または最低血圧が九〇以上）です。

塩（塩化ナトリウム）はたとえどんな塩であっても、細胞の原形質を傷つけ、細胞の機能不全を引き起こす有害な物質であることに違いありません。いったん塩が体内に取り込まれると、細胞を傷つけないようにするため九六倍の水で薄めておかねばなりません。しょっぱいものを食べると喉《のど》が渇くのは、体の防衛本能が働くからです。しかしその結果、体液が増え心臓に負担をかけ、血圧が上昇していくことになるのです。

余分な水分を腎臓から排泄《はいせつ》させるため、腎臓は過剰労働を強いられ、排泄しきれない水が組織に溜《た》まり、手足（脚）のむくみという形で症状に現われてきます。水は腹部や胸部にも溜まり、体重を増やしていきます。最近では、塩は血小板を凝固させ、直接心臓病や脳卒中を引き起こす要因となることもわかってきました(*12)。

塩の弊害として、たいていの人が知らないことがあります。それは、塩のとりすぎは骨粗鬆症も引き起こしてしまうということです。塩をとればとるほど、カルシウムが骨から引き出され、尿として排出されてしまうことになるのです。

私たちの体は、摂取する塩一gにつき、およそ一五～二〇mgのカルシウムを尿中に失っていきます。平均的日本人は、毎日およそ二〇〇～三〇〇mgものカルシウムを尿中に失っていくのです。

わが国には「塩は命の必需品」という言い伝えがありますが、それは米や麦などの穀類を主食にしているためです。穀類は著しくナトリウムに欠ける食べ物であるため、ご飯や麦、うどんやそうめんだけを食べても少しもおいしくありません。そこで、体はナトリウムを求めるのです。

塩味のあるものといっしょにご飯を食べればおいしくなることを、私たちの祖先たちは経験から学んだのです。その結果日本人は、梅干やさまざまな漬物、塩や味噌《みそ》、醤油《しょうゆ》を使ったおかずや加工食品をご飯といっしょに食べる、といった食文化をつくり上げてしまったのです。

塩はけっして「命の必需品」ではありません。昔、アメリカインディアンたちは白人がヨーロッパからやってくるまで、塩を知りませんでした。元英領ケニアでも、第二次世界大戦中にイギリス風の食事を覚えたケニア兵たちが塩を持ち帰るまで、塩の味を知りませんでした。それでも健康にたくましく生きていたのです。

塩を知る以前は高血圧など非常に稀《まれ》だったこれらの民族の間で、今日では、高血圧に悩まされている人が大勢いるのです。

厚生労働省は、成人のナトリウム（食塩）の最低必要量は、食塩相当量にして一日一・一gで、三〜五g以上とると血圧を上昇させてしまうという見解をとっています。それにもかかわらず、日本には食塩摂取量の多い食習慣があり、一日三～五gでの献立作成は容易ではないとして、政府の健康ガイドライン「健康日本21」では、食塩の目標摂取量を一日当たり一〇g以下にするよう定めているのです。

このような政府のガイドラインに従っていると、私たちは高血圧症や胃ガン、骨粗鬆症から完全に免れることはできません。日本では成人の二人に一人は高血圧症で、胃ガンは肺ガンについで二番目に多い国民病です。

アメリカでは、食塩摂取量は一日六g以下に、また高血圧や心臓病、脳卒中の人たちの場合には、二g以下にするよう指導されています。

(4)「植物油」でも「油は油」

今の子供たちはマヨネーズ、ドレッシング、唐揚げ、フライドチキン、トンカツ、フライドポテト、ポテトチップス、コーンチップス、ドーナツなどから非常にたくさんの油をとっていますが、植物油の正体を正しく理解せず、流行に押し流されて濫用《らんよう》していると、子供を将来生活習慣病にしてしまいます。

「植物油はヘルシー」という油業界のコマーシャルを鵜呑《うの》みにしてはいけません。植物油はどんな油であっても、ただ単に「バターより飽和《ほうわ》脂肪の量が少ない」というだけのことで、ヘルシー食品どころか、体を傷つける恐ろしい食品といえます。

原料のオリーブや菜の花、落花生、ゴマなどから抽出《ちゅうしゅつ》された油は、その精製過程で脂肪の酸化を防いでくれるビタミンCやカロチン、ファイトケミカル類、酵素などをすべて失った「一〇〇%脂肪食品」であり、分子構造上、非常に不安定な物質です（ビタミンEだけはわずかに残っています）。

そのため植物油は光や空気に触れた瞬間に過酸化物質に変わり、それを取り込んだ人の体内で細胞を次々に酸化させ、幼いうちから老化のプロセス、すなわち顔のシワ、ガンや心臓病、脳梗塞《のうこうそく》の基礎をつくっていくことになるのです。

また、酵素を失った「一〇〇%脂肪」を分解するのはとてもたいへんな作業で、体の中の貴重な酵素を浪費してしまううえ、完全に分解されない脂肪が肥満、コレステロール過多などの問題を引き起こすことになります。

「オリーブ油は体にいい」というのも迷信です。地中海地方の人が、アメリカ人やフランス人よりコレステロール値が低く、心臓病が少ないのは、オリーブ油をたくさん使っているからではなく、アメリカ人やフランス人より、野菜や果物の摂取量が多いからです。

油メーカーは、「中国人はオリーブ油をまったく使っていないのに、心臓病の人はほとんどいない」という事実を消費者に気づいてほしくないに違いありません。動物性脂肪の摂取ばかりか、植物油の摂取もやめ、プラントベース（植物性食品中心）の食事にすると、心臓の冠動脈の閉塞物《へいそくぶつ》はバイパス手術や血管形成手術などに頼らなくても、自然に溶けてなくなっていきます。

油を加熱すると、酸化はさらにひどくなります。フライドチキンや唐揚げ、トンカツ、魚のフライ、ドーナツなど、子供たちの大好物は、まさに少しずつ少しずつ細胞を老化させていくにはもってこいの食べ物といえます。

脂肪を加熱したときに発生するアクロレインは最も強烈な発ガン性物質であることも知っておいてください。この物質はにおいを嗅《か》いでいるだけでも、肺ガンを形成してしまうほど強烈です。タバコを吸わない中国人女性に肺ガンが非常に多いのは、毎日のように炒《いた》め物や揚げ物の油のにおいを嗅いでいるからだといわれています。

以上の理由から、最近アメリカの予防医学専門の医師たちは、ガンや心臓病、脳卒中ほか種々の退行性疾患を予防するため、フリーオイル（抽出された植物油）は使わないよう指導しています（料理で油が必要なときどうするかは、拙著『常識破りの超健康革命』の一九七ページをご参照ください）。

「植物油からつくられるマーガリンやショートニングは、バターのようにコレステロール値を上げない」というメーカーの宣伝にも注意が必要です。

液体の植物油を固体のマーガリンにするためには、水素添加というプロセスを経るのですが、こうしてできあがった脂肪は、原料の植物油よりもずっと飽和脂肪（動脈を詰まらせ心臓病、脳梗塞の要因となるタイプの脂肪）を多く含む、自然界には存在しない分子構造の脂肪で、「トランスファット」と呼ばれます。

このプロセスを続けていくと、プラスティックができることから、アメリカではマーガリンは、別名**「プラスティック・オイル」**とさえ呼ばれています。バターよりもヘルシーだと思って常用していると、心臓の周りにプラスティック状の物質がベッタリと付着し、血管壁をもろくしてしまいます。

(5)「清涼飲料」で喉の渇きは癒せない

表を歩けば清涼飲料の自動販売機があふれています。

大量の砂糖を含んでいるため、アメリカでは別名**「液体キャンディー」**または**「液体カロリー」**と呼ばれている清涼飲料ですが、急増している肥満と密接に関係しているばかりか、骨折のリスクを高め、骨粗鬆症の助長、腎石や胆石の形成、不眠症、集中力の欠如や中枢神経の混乱、および憂鬱といった脳障害の発生などと深く関連した食品です。

きわめて有害な食品であるため、アメリカでは公益科学センターが中心となって、学校にある自動販売機を撤去し、子供と親にヘルシーフード教育を行なおうという運動が始まっています。

ハーバード大学公衆衛生学部が最近行なった研究からは、清涼飲料が子供の骨をもろくしてしまうことが明らかになりました。(＊13) 一〇代の活発な女子の場合、清涼飲料を飲んでいる子は、飲まない子の五倍も骨折しやすいのです。

コーラやソーダに含まれるリン酸が、血液中のカルシウムのバランスを崩《くず》してしまうため、骨に蓄えられているカルシウムを奪ってしまうのです。三五〇㎖入りの清涼飲料を飲むと、二〇㎎のカルシウムが失われていきます。わが子に清涼飲料を与え続けていると、子供が中年になる頃、骨粗鬆症に悩まされるということになるでしょう。

清涼飲料のメーカーでは、「スカッとする感覚」を与え、中枢神経を刺激して気分をハイにするため、カフェインをはじめ、コカやコーラといった常用癖を引き起こす物質を加えています。

そのほか、発泡性を持たせるための二酸化炭素、各種人工着色料や人工甘味料（アスパルテームなど）を加えています。さらに、香料なども含まれるこの飲料は、体内で有害な化学変化を起こし、体液を汚染し、リンパ系や内分泌系の機能を阻害し、体の生理的バランスを崩してしまいます。

果汁飲料もいろいろ出回っていますが、いくら**「一〇〇％果汁」と書かれていても、それはけっしてナチュラルという意味ではありません。**「ナチュラルなジュース」とは、新鮮な果物を、目の前で絞ったジュースのことです。絞りたてのジュースを瓶《びん》に入れて冷蔵庫にしまっておいても、数時間後には味が変わり、栄養価はほとんど失われます。

市販の一〇〇％果汁のジュースが変質しないのは、摂氏九〇度で五〜一〇秒間加熱殺菌させているからです。加熱された結果、味の変質、変色は起こりませんが、もはや**酵素が失われた食べ物には生命力はありません**（八六ページ参照）。

私たちの体は、そのようなものから栄養を受け取ることはできないのです。まして、一〇％果汁入り飲料などは、ジュースではなく、香料や防腐剤などの化学物質入り砂糖水でしかありません。

喉が渇いたとき、体が本当に求めているものは、「純粋な水」すなわち、H_2Oです。おすすめする水は蒸留水がいちばんですが、日本では手頃な値段の家庭用蒸留器がアメリカほど普及していないのが残念です。

代わりにおすすめできるのは、逆浸透膜式浄水器やアルカリイオン整水器です。これらの器具に投資できないという場合でも、水道水にはいろいろな汚染物質が混入していますので、避けたほうがいいでしょう。ボトル詰めのミネラルウォーターを使うか、さもなければ、せめて蛇口《じゃぐち》に性能のよいフィルターをつけて使用することをおすすめします。

(6)「コンビニ食品」は味覚障害への蟻地獄《ありじごく》

人々がコンビニエンスストアで買ってくるものは、たいてい加熱や加工によって、生命力が失われたお弁当、おにぎり、お惣菜《そうざい》、インスタント食品などです。どれもパッケージを開ければすぐに食べられ、空腹を満たすことができる非常に便利な食品です。

しかし、生きた成分をまったく含まず、体が必要としている栄養は満たせません。加熱調理はその食べ物に含まれる太陽エネルギーや栄養を、体が利用できなくしてしまいます。

コンビニで売られている調理済み食品は、食中毒を恐れて味付けはかなり濃いめにつくられています。これは塩分や砂糖のとりすぎを助長することになり、そうした濃い味を子供の舌に覚えさせてしまうと、高血圧や糖尿病の基礎をつくっていくことになります。

防腐剤やそのほかの食品添加物も含まれています。これらのものを食べ続けていても、すぐには子供たちの命に別状はありません。便秘がちになる、よく鼻水が出る、ときどき頭痛や腹痛を起こす、扁桃腺《へんとうせん》が腫《は》れる、風邪が流行する季節になると必ず風邪を引く、アトピーや喘息《ぜんそく》がひどくなる、花粉症が始まる、疲れやすい、元気がないといった程度です。

周りを見回せば、誰もがそうですから、これらは一般的な現象として受けとめられ、食べているものと症状とを結びつけて考えるようなことはありません。

体が必要としているものよりも、利便性や流行、舌先の喜びを満たすことだけを優先させ続けていると、健康の質は低下していくばかりです。

(7)「ジャンクフード」は有害食品のカクテル

ジャンクフードとは、一般にバター、マーガリン、植物油、塩、砂糖、精製小麦粉などを大量に使用した「高カロリーで、ビタミン、ミネラル、ファイトケミカル類、酵素、食物繊維などの栄養をまったく与えられていない」お菓子やファストフード、飲料のことです。

これらの食べ物は、精製、加工、加熱によって本来の性質がまったく変えられてしまっているうえ、塩、砂糖ほか、さまざまな化学添加物が加えられた、**食品というよりは化学物質**というべきものです。

ホットドッグやサラミソーセージをはじめとするさまざまなソーセージ類にも含まれている硝酸塩、農薬、添加物入り食品を摂取すると、体は白血球細胞のパターンを、強烈な食中毒にかかっているときと同様のものに変えてしまいます。

それは、体にとって有害な物質が大量に取り込まれているために、白血球細胞がそれに対応している証拠なのです。

最近のトロント大学の研究によれば、高脂肪のジャンクフードを常用していると、脳にゆっくりとダメージを与え、認識力が低下して、記憶や学習能力も低下することが証明されています。(＊14)「キレる性格」を含む、ＡＤＨＤとは無縁な賢い子供に育てるには、ジャンクフードはアウトです。

こうした食べ物、飲み物のほかにも、日本人が毎日大量に摂取しているカップ麺《めん》やスープ類といったインスタント食品をはじめとして、野菜や魚の漬物（塩蔵品）、食肉加工品（ハム、ベーコン、ソーセージなど）、佃煮《つくだに》、レトルト食品、焼肉のたれやケチャップ、マヨネーズほか各種ルーやソース、ふりかけ類、塩や無数の添加物を使用した加工食品も、ジャンクフードとして考えるべきです。

日本では現在、約一五〇〇種以上の食品添加物が使用されています。酸味料、甘味料、殺菌防腐剤、酸化防止剤、着色料、乳化剤、増粘安定剤、調味料（アミノ酸などと表示されている）、品質改良剤、保存料、香料、香辛料などで、これらは体が組織をつくったり、修復したり、またエネルギー源となるための原材料にはなれない物質であり、細胞にとっては不

（表3）家庭料理対ジャンクフードの、脂肪分と塩分比較（一〇〇キロカロリー当たりの比較）

家庭料理対ジャンクフード	脂肪分比較	塩分比較
蒸したジャガイモ対ポテトチップス	一対五三	一対六一
ゆでたトウモロコシ対コーンチップス	一対三	一対八九

必要であるどころか、非常に迷惑千万な有害物質です。

食品業界は添加物の使用に関して、「保存料を使わないと、食中毒の問題が生じるなど別の危険性もある。濃縮還元ジュースは香料を加えないと味がせず、とても飲めない」と言っていますが、人工的につくられた化学物質を添加して腐らないようにした食べ物や、オレンジやリンゴの味付けを施したような清涼飲料を、何の疑問も抱かずに口にするほど、今日の消費者は、神経も感覚も常識もマヒしてしまっていることは、悲劇としか言いようがありません。

近年、食品添加物の表示基準を厳しくし、消費者が安全な食べ物を選べるようにしようという動きが活発になってきていますが、私たちホモサピエンスとしての人間の体にとっては、**どんな添加物もけっして安全ではない**ということを認識しておくべきでしょう。

一九四〇年以来、健康推進運動のリーダーの一人としてアメリカで活躍しているジャック・ラレーンは、次のように述べています。

「もし人間がつくったものだったら、食べないほうがいい。この表現は、加工食品とは何かを要約しているとは思わないだろうか。自然の食べ物を自然の形で食べること、そうしておけばまず間違いない」

第4章

「加熱調理食品」「薬」「嗜好品」検証

この地球上で生息するあらゆる動物たちで、食べ物を加熱して食べるのは人間だけである。

——デヴィッド・ウルフ（作家、ローフード〈生食〉活動家）

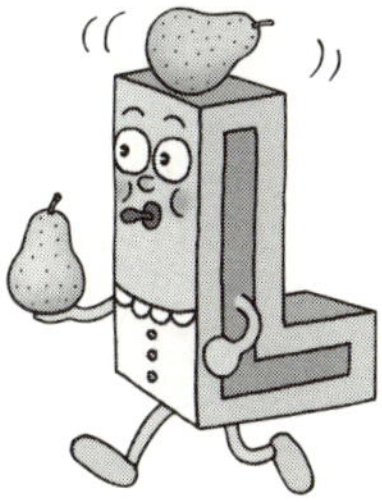

(1)加熱調理食品の真実

◉加熱食品には命がない

今日、子供たちが食べているものの大半は加熱調理食品です。O-157騒ぎ以来、集団感染を恐れる学校給食では、加熱調理したものがより多くなり、新鮮な生の果物や野菜はほとんど出されません。

ファストフード、コンビニ食、カップラーメンほかのインスタント食品はどれも加熱調理食品です。生もの（果物や野菜）はお腹をこわすし、アレルギーのもとして、子供には極力加熱したものを食べさせる親もいます。

しかし**「加熱したものには命がない」**ということを考えたことがあるでしょうか。子供の栄養摂取《せっしゅ》にことのほか気を遣っているグルメのお母さんにしても、おそらく「自分のこしらえている料理が子供の健康の質を低下させている」ということには気がついていないでしょう。

生のニンジンは地面に植えると、やがて芽が出てきます。それはニンジンが生きている食べ物だからです。同じニンジンでも、加熱してしまったら、それは死んだ食べ物となり、土の中のどんな力もそれを成長させることはできません。

ロシアの科学者イスラエル・ブレックマンは生のエサを与えた動物の耐久力やエネルギー出力は、加熱調理したエサを与えた場合よりも、突出してすぐれており、「一般に、エネルギーの消耗は加熱または加工した食べ物を長期間食べていたときに生じる」ことを、その研究から裏付けています。(＊15)

加熱調理すると食べ物はどうなるか、さらに、それが体内に入ってきたときに生じる悲惨な出来事については、たいていの人が知りません。加熱したものが体内に取り込まれると、すかさず、白血球の数が通常の三倍にまで急上昇します。

それは体内にもたらされた有害物質を早急に排除するために、免疫システムが活動を開始したサインです。体の免疫システムは、加熱したものを異物の侵入として捉《とら》えているのです。生のものを食べたときには、白血球の増殖は起こりません。

加熱された食べ物は、体にとってけっして自然な食べ物ではありません。食べ物は生の状態のとき、すべての生き物にとって生命力の源ともいえる太陽エネルギーを、体が利用できる形で豊富に蓄《たくわ》えているのです。しかし加熱すると、食べ物の構造が物理的、化学的に変えられてしまうため、この太陽エネルギーを利用することができなくなってしまいます。

水溶性のビタミンの九五％、脂溶性ビタミンの四〇％は失われ、オーガニック・ミネラル（生命力あふれる有機ミネラル）は、体が利用することのできないインオーガニックの形に変わってしまいます。

その結果、その食品に含まれるビタミンやミネラルの自然のバランスが失われてしまうため、代謝の混乱、フリーラジカル（活性酸素）の増加、有害物質の発生など好ましくない状況を招くことになります。

◉「酵素の喪失」が寿命を縮める

生の食べ物に含まれる酵素は、加熱すると破壊されてしまいます。酵素は生命の源ともいえる物質ですが、四七・八度で活性を失い、五四・四度で死滅してしまうのです。

生の状態のとき、食べ物には、その食べ物の消化に必要な酵素がバランス良く含まれているため、消化は速《すみ》やかに、かつ完璧《かんぺき》に行なわれ、有害な老廃物を残すようなことはありません。

一方、加熱したものは酵素が一〇〇％破壊されているため、その消化に体の貴重な酵素を大量に使うことになり、酵素を分泌する膵臓《すいぞう》に過剰な負担がかかります。

その結果、加熱調理したものを常食している人間の膵臓は、生のものしか食べない動物たちのそれに比べ（体重を考慮して比較した場合で）、三倍にも肥大しています。膵臓は体の免疫機能の原動力ともいわれる器官です。そのため加熱したものを常食していると、免疫機能の低下は免れません。さらに、生のものを消化するときの、二倍から三倍ものエネルギーが必要になります。

酵素については拙著『常識破りの超健康革命』に記していますので、ここでの説明は簡単なものにとどめますが、**体がつくる酵素の量にはかぎりがある**ため、毎日食べ物の消化のために体内の酵素を大量に使ってしまうと、ベストの健康状態を保つために必要な酵素が不足していくことになります。生命力も低下し、さまざまな病気を引き起こし、早死にすることになるのです。

酵素がなくなったとき、私たちは死にます。つまり、毎日加熱したものを大量に食べていると、消化のために酵素を無駄に浪費してしまうことになり、代謝のための酵素が不足したり、体のエネルギーが低下し、病気の基礎をつくっていくことになるのです。「酵素の浪費は生命力を浪費すること」であり、**寿命を縮める**ことになるのです。

◉加熱を知って病気が生まれた

加熱された食べ物からは水分が失われ、食物繊維は老廃物を消化のために掻《か》き出したり、腸から外へ排泄《はいせつ》する力を失ってしまいます。

その結果、腸内に老廃物が溜《た》まり始め、長年のうちにはベタベタしたコールタール状になって腸壁にべっとりと宿便《しゅくべん》を形成していくことになります。一般的な食事をしている大人は、こうした宿便をおよそ四kg以上溜め込んでいるといいます。

このような腸内環境では、悪玉バクテリア（有害細菌）の繁殖が活発に行なわれるようになります。毎日加熱調理したものを習慣的にとっている人の腸内には、およそ一kgの有害細菌が棲《す》んでいるといわれています。腸内環境が悪化すると、腸壁から有害物質が血液の流れの中へ吸収されていくようになり、全身の組織へと運ばれ、細胞内にも毒素を溜めていくことになります。

細胞を詰《つ》まらせ、酸素や栄養の吸収、老廃物の排泄を妨害し、細胞内便秘を引き起こし、病気の基礎をつくっていくことになるのです。あなたのオナラやウンチが臭《くさ》かったら、それはすでに腸の中が腐敗発酵し、悪玉菌の巣になっているサインです。

加熱したものはまた、栄養分に欠けているため、たくさん食べすぎてしまうことになります。私たちは従来「野菜は加熱するとたくさん食べられる」と教えられてきましたが、これこそ古い栄養学の教えです。

加熱したものには栄養がないため、脳の視床下部《ししょうかぶ》にある食欲調節中枢が、必要な栄養が満たされていないので「もっと食べるように」と信号を送ってよこします。その結果、老廃物や毒素となるようなものをたくさんとりすぎ、体の組織を詰まらせ、肥満へと導かれることになるのです。

日本人は熱いものが大好きです。味噌汁《みそしる》のおいしいとされる温度は摂氏八二度です。摂氏六〇度で口は火傷《やけど》をします。一般の喫茶店で出すコーヒーや紅茶の温度は、摂氏七七度〜八八度くらいです。

バルセロナ（スペイン）の病院の医師らが一万二〇〇〇人を対象に行なった研究(＊16)によると、七〇度のお茶やコーヒーを毎日二カップ以上数年間にわたって飲み続けると、食道ガンになるリスクは四倍に増えるといいます。熱いものと塩が大好きな日本人に胃ガンが多いのは、当然の成り行きといえるでしょう。

自然界の動物たちは、加熱調理することは絶対にありません。すべて生のものを食べています。そしてけっして私たち人間が苦しめられているような病気になることもなく、その寿命を全《まっと》うし、ある日眠るように死んでいくのです。

生理学者ローラ・ニューマン博士は、その著『Make Your Juice Your Drug Store（自家製ジュースを薬に）』のなかで、「加熱調理することを学んだとき、病気が生まれた」と記しています。

加熱調理したものが食事の大部分を占めるようになったのは、ここわずか数千年のことです。それは一五億年にも及ぶ人類の進化の歴史のなかでは、ほんの一瞬の出来事にすぎません。この短い間に、人類は加熱したものを受け入れることができるような体に変わってはいないのです。それこそが現代人の間に病気が蔓延《まんえん》している最大の理由です。

加熱調理したものの摂取量が多くなればなるほど、病気が増え、健康レベルが低下していきます。逆に生のものが多くなればなるほど、病気は減り、病気予防につながり、健康レベルがアップしていきます。

(2)薬は病気を治さない

日本人は薬が大好きな国民です。子供の発熱や下痢から大人の胸焼けや頭痛、腰痛まで、人々は幼い頃から薬や医師に頼るようにプログラムされています。日本国民はまさに、六兆六八〇〇億円市場という膨大《ぼうだい》な売り上げを誇る製薬業界のスポンサー化している、といえるでしょう。

近年、「薬は有害だ」という見方をする人が増えてきていることは事実ですが、それでもまだ「病気になれば、薬に頼る」といった考え方をする人のほうがずっと一般的です。

たいていの親が、子供が風邪を引いたり、熱を出したり、消化不良を起こしたり、喉《のど》や耳の炎症を起こすたびに、薬を飲ませています。最近ではＡＤＨＤ（注意欠陥、多動性障害）の子供をおとなしくさせるために、リタリンのような有害な薬も処方されています。そのなかにはまだ幼い子供が、抗生物質を就学前に二〇回も三〇回も服用している、というケースもあるほどです。

◉薬による最悪のシナリオ

子供の親は、抗生物質の濫用《らんよう》が深刻な病気を生むことになる、ということを知っておく必要があります。今日、およそ抗生物質の九〇％は、ウィルス性の病気のために用いられていますが、抗生物質は風邪や気管支炎のような病気の際に与えても効果はありません。そのこ

とは多数の文献が証明しています。(*17)

この誤用が引き起こす問題は深刻です。抗生物質を服用すると、悪玉のバクテリアばかりか、善玉のバクテリアまでも殺してしまうからです。

善玉のバクテリアは、腸内でビタミンBやビタミンKなどの特定のビタミンをつくったり、さまざまな繊維をこわして短鎖《たんさ》脂肪酸および酸化防止や免疫を高める性質のある栄養素をつくったりしている有用菌です。抗菌性の物質を分泌し、腸内に病気を引き起こす悪玉バクテリアが定着するのを防ぐ働きもしています。

抗生物質を常用していると、悪玉菌はその抗生物質に対して耐性がつくようになるため、次回に同じ抗生物質を服用したときには効き目が弱まります。抗生物質に殺されないもっと強い菌が生まれているのです。

そのため、初めは軽い病気として始まったものでも、抗生物質の連用によって、かえって重い病気になってしまうことになるのです。

こうして子供は薬漬けとなり、細胞は薬や悪玉菌が放出する毒素などによって遺伝子レベルで傷つけられ、最終的には、脳がコントロールすることのできない細胞(ガン細胞)を形成していくことになるのです。

以上の流れを図式化すると、次のようになります。

体にふさわしくない食べ物を子供たちに食べさせる⬇体に必要な栄養が与えられない⬇**免疫力が低下**する⬇病気にかかりやすくなる⬇よく風邪を引く、インフルエンザにかかる、中耳炎や気管支炎などを**発病**する⬇従来どおりの治療を行なっている**小児科**へ連れていく⬇**抗生物質**を与えられる⬇健康維持に役立っている善玉の腸内細菌が殺される⬇**さらに病気にかかりやすい体**になる

このサイクルが幾度となく繰り返されながら大人になっていくわけです。

多くの病人を従来の医学に頼らず、自然の食事を用いて治療することで注目されているジョエル・ファーマン博士は、次のように述べています。

「米国内にある医科大学で、薬理学の最初の授業で必ず強調されることは、**薬は猛毒である**ということである。薬が体のために役立っているように思われるのは、その薬理学的な特質のためである。すなわち、体が行なっている復旧作業を妨げ、症状を現われなくしたり、あるいは体を刺激することで一見改善されたように思わせているのである」

薬は体の生命力を妨げ、エネルギーを浪費させ、組織を傷つける有害な物質なのです。

◉アメリカ人の死因の第三位は医療によるもの

薬や医者による治療がどれだけたくさんの命を奪っているか、日本ではあまり知られていません。たとえば、ガンと診断された患者のほとんどは、ガンのためにではなく、化学療法による弊害のために死んでいくのです。

すでに一七世紀に、フランスの劇作家モリエールは「たいていの人が、病気のためにではなく、その治療のために飲んでいた薬のために死んでいく」と言っています。

医者がストライキをすると、死亡率が五〇～六〇％低下し、健康状態が著しく改善することが、世界各地で行なわれた調査から明らかになっています(＊18)。それは医者がストライキをしている間、患者が薬を与えられなかったからです。皮肉なことではありますが、それは事実なのです。

『アメリカ医師会ジャーナル（The Journal of The America Medical Association）』は、医師が処方した薬や治療によって死亡した件数を公表していますが、その件数はアメリカ人の死因の三番目に入るほど大きな数字となっています（表4参照）。日本ではこのような数字は公表されていませんが、薬好きの日本人のケースを想定して考えてみることも無駄ではないと思います。

(表4) アメリカ人の死因 ワースト4

	死因	年間件数
第1位	心臓病	710,760
第2位	ガン	553,091
第3位	医療によるもの	225,000
第4位	脳卒中	167,661

(アメリカ国立健康統計局2000年度の統計と〈表5〉とをもとに、著者が作成)

(表5) 医療による死亡の内訳

	年間件数
不必要な手術による死亡	12,000
病院内での投薬ミス	7,000
病院内でのそのほかのミス	20,000
院内感染	80,000
投薬による副作用	106,000
合計	225,000

(『アメリカ医師会ジャーナル』2000年7月26日付より)

薬は病気を治すことはできません。ただ症状を緩和したり、一般的に痛みをなくしたりするのに役立っているだけです。しかもだいたいの場合、その副作用によって、別の病気を引き起こしたり、体の免疫力を低下させ、さらに病気になりやすい体に変えてしまっているのです。

たとえ症状が一時的に消えたとしても、病気はその根本原因を取り除かないかぎり、また再発します。薬はその根本原因を取り除いてはくれないからです（表5参照）。

(3)嗜好品の見えない恐怖

私たちが体内に取り入れるものには二種類あります。

一つは「食べ物」です。それは生命維持のための材料となるものです。体の筋肉や器官を動かすエネルギー源となったり、血や肉となったり、組織の修復や化学反応のための原材料となったり、あるいは輸送手段となったりするもののことです。

もう一つは、前記のような用途で生命維持に役立つことのできない物質です。これらは体の貴重なエネルギーを浪費して排泄されなければならなかったり、なかには体の組織を傷つけたり、生命機能を妨げたりする有害なものもあります。**ナチュラル・ハイジーン**（一〇四ページ参照）ではこれらのものを、前者の「食べ物」という種類とは対照的に「毒物」という種類の物質として区分しています。

アルコールやタバコ、カフェインを含む物質（コーヒー、紅茶・日本茶・中国茶などのお茶類、清涼飲料、ココア、チョコレートなどの飲み物や食べ物、薬など）は、いずれも体が健康を維持していくために必要ではありません。

体にとって、なくても過ごせるものであるどころか、体のエネルギーを奪い、組織を傷つけ、機能を低下させる有害物質であるため、「毒物」のカテゴリーに入るものです。

アメリカでは非常に多くの人々がそのことを認めているため、これらを常用している人々は、こうした嗜好品《しこうひん》を「my favorite poison」（私のお気に入りの毒）と呼んでいるくらいです。

彼らは体に良くないことを知りながらも、常用癖を引き起こす性質に侵され習慣化してしまい、なかなかやめられずにいるのです。

こうした常用癖は、長い年月をかけてつくられていくものです。初めてお酒やタバコ、コーヒーを試《ため》してみたときのことを思い出してみてください。頭がくらくらしたり、動悸《どうき》が激しくなったり、けっして快感とはいえない気分を味わったに違いありません。

それは体が本能的に、これらの物質を有害物質として捉え、拒絶反応を起こしたからです。しかし私たちは、これらの嗜好品を大人になるためのパスポートとして捉え、体が受け入れるように、訓練していきます。

赤ちゃんにお酒やコーヒーを一口でも与えたら、赤ちゃんは吐き出し、大声をあげて泣き出します。赤ちゃんはこれらの物質が「毒物」であり、「食べるもの」ではないことを本能的に知っているからです。しかし、毎日少しずつでもこれらのものを与えていくと、たとえ赤ちゃんでも耐性をつけ、受け入れるようになってしまいます。もちろん私たちはこのような極端なことはしませんが、程度の差こそあれ、似たようなことをしているのです。

◉コーヒーだけでない、子供を蝕《むしば》むカフェイン入り食品

「子供にカフェイン飲料を与えるのはよくない」と、たいていの大人たちは考えています。しかしこのカフェイン飲料のカテゴリーとして大人が考えているものは、コーヒーや紅茶といったものにすぎません。

しかし、今日子供たちは、コーヒー、紅茶だけでなく、チョコレートやココア、清涼飲料、

(表6) 各種食品に含まれるカフェインの含有量

品名（容量）	カフェイン含有量
ダイエットコーク(300mℓ)	47mg
コカコーラ(300mℓ)	45mg
サンキストオレンジソーダ(300mℓ)	40mg
ペプシコーラ(300mℓ)	37mg
コーヒー1杯(150mℓ)	90mg
インスタントコーヒー(5mℓ)	200mg
紅茶一杯(150mℓ)	45mg
煎茶一杯(150mℓ)	30mg
ほうじ茶一杯(150mℓ)	30mg
ウーロン茶一杯(150mℓ)	30mg
番茶一杯(150mℓ)	15mg
玄米茶一杯(150mℓ)	15mg
チョコレートバー(15オンス=42.5ｇ)	31mg
ハーシーチョコバー(15オンス=42.5ｇ)	10mg
ホットチョコレート(ココア)(300mℓ)	5mg
エキセドリン(一般の鎮痛剤)2錠	130mg
アナシン(一般の鎮痛剤)2錠	64mg

（資料『五訂食品成分表』『ヒューストン・クロニクル』〈1999年4月6日付〉より）

日本茶、ウーロン茶などから、毎日知らず知らずのうちに、かなりのカフェインを取り込んでいるのです（表6参照）。

スポック博士はその育児書のなかで、紅茶やコーヒーと同様、「チョコレートにはかなりの量のカフェインが含まれている」ことを指摘し、「コーヒー、紅茶、コーラ飲料、チョコレート飲料は、子供にとって良い飲み物ではない」と述べています。

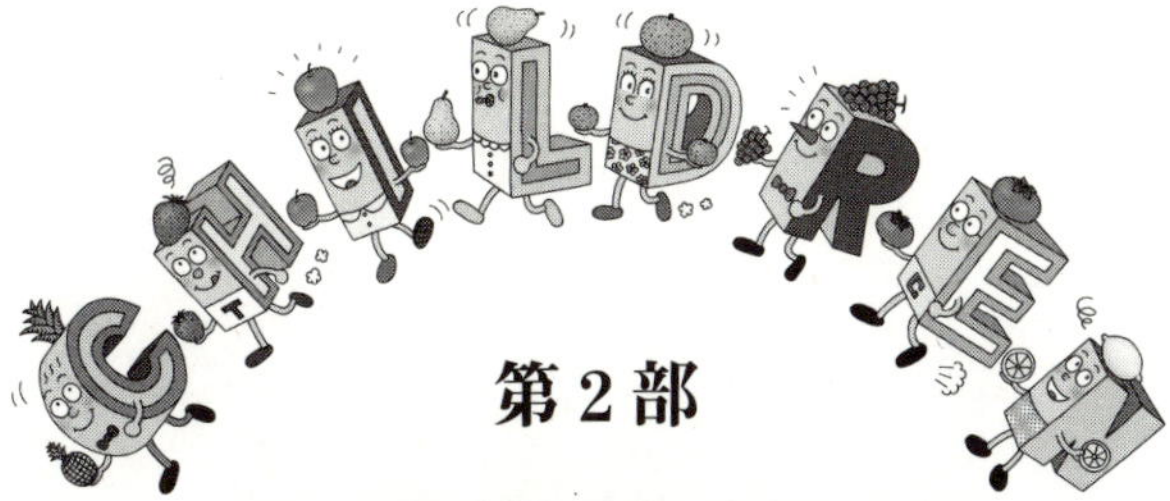

第2部

子供のための「究極の食事プログラム」

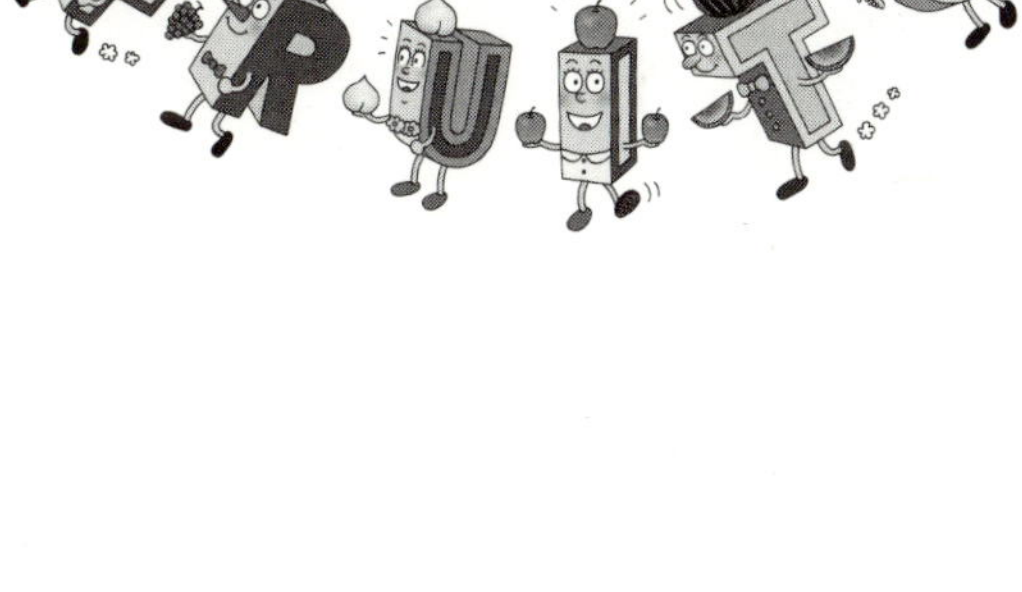

第5章

「食べ物と病気」の深い関係

人間のナチュラルな状態は健康である、ということを人々は学ぶ必要がある。どんな病気や苦痛も、それが事故によるものでなければ、苦しんでいる当人か、またはほかの人による誤った行為によって引き起こされたものである。

――ハリエット・オースチン（医学博士、アメリカにおける最初の女性医師）

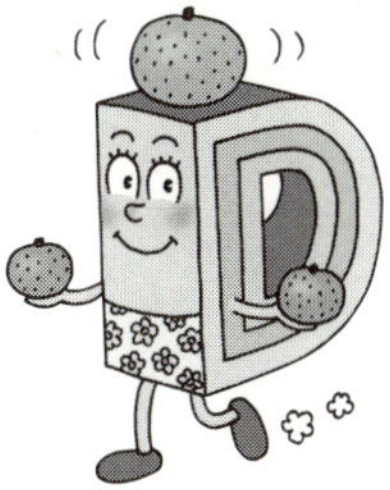

(1)「ナチュラル・ハイジーン」とは何か

子供を健康に育てていくためには、食事についてばかりでなく、「体のしくみと病気と健康」との関連について、従来の考え方にとらわれない真理を知る必要があります。

なぜなら多くの人々が誤った思い込みや習慣にとらわれているため、本来どの人の体にも備わっている「スリムで健康になれる力」を発揮できない、ということに気づいていないからです。

そのことに気づかせてくれ、病気の不快な症状と無縁になれる、**「超健康《スーパーヘルス》」の獲得に役立つ学問**があります。それが**「ナチュラル・ハイジーン」**(注)**と呼ばれる生命科学の理論**なのです。

(注)「ハイジーン(hygiene)」は、日本語で「衛生、摂生、清潔を保つこと」といった意味ですが、ウェブスター英英辞典で引くと、「健康および健康維持のための科学。健康を保ち、病気を予防するための原則の理論」と記されています。

一八三〇年代、アメリカの医師たちによって系統立てられたこの理論のルーツは、ピタゴラスやヒポクラテスなど古代ギリシャの哲学者や医師の時代にまでさかのぼるものです。この理論は、「『自然の法則』に基づく原則と習慣」に従って生き、食べていれば、誰でも肥満や病気を予防・改善することができ、つねに健康な状態で生きていくことができる、と教えています。

ナチュラル・ハイジーンの教える「『自然の法則』に基づいた生き方」に変えると、体重の悩み、お肌のトラブル、花粉症、頭痛といった痛みや苦痛から解放されます。

減量と健康改善の成功率は一〇〇％です。風邪を引かなくなり、子供のとき以来感じたことがなかったエネルギーが、再び甦《よみがえ》ってきます。心が喜びに満ちあふれ、人生が一変します。「重症で希望なし」と思われていた人々にさえ、奇跡が起こります。喘息《ぜんそく》から、高血圧、糖尿病、心臓病、慢性関節リウマチ、クローン病ほか慢性の消化障害、腫瘍《しゅよう》、ガン、エイズまで、医者に何と診断されていようと、ナチュラル・ハイジーンの教えに基づき、「自然の法則」に従って生きることを自分自身に誓った人々は、健康を取り戻すことができています。私は過去一二年間、そういう人々にたくさん出会ってきました。ナチュラル・ハイジーンは、今日最も確実なヘルスケアへのアプローチなのです。

どんな人の健康管理にもドラマティックに役立つナチュラル・ハイジーンの理論は、子育てにも非常に役立ちます。この理論に従って子供を育てている親たちは、子供が病気になる体験をほとんどせずにすみ、心身ともに健康で聡明《そうめい》に育っていくという恩恵を受けています。

私自身に子供はありませんが、私が「ナチュラル・ハイジーンの食習慣とライフスタイル」を指導した人々や、この方法を実践している私の友人の子供たちを見ていて、「この方法は子供の食事と健康づくりにとってすばらしいものである」ことを確信しています。

しかもこの理論は、欧米の科学・医学分野のさまざまな研究によって、正しいことが証明されており(＊19)、今日、**世界で唯一《ゆいいつ》最も科学的な健康理論**であると絶賛されているものです。

(2)病気と健康に関する「7つの真理」

病気と無縁になるための、それにふさわしい食事について知るには、ナチュラル・ハイジーンが教える、病気と健康に関する「7つの真理」を学ぶ必要があります。「自然の法則」に基づくこの真理を熟知し、これまで誰からも教えられたことがなかった「体のすばらしい機能と働き」について知ったとき、「自分の体に与えるべき食べ物とは何か」を正しく理解できるようになります。そうすれば、大人も子供も、**「超健康《スーパーヘルス》」という人生最高の恩恵**にあずかることができるのです。

❶健康な状態こそが人間の正常な姿である

私たちの体は、つねに健康であるようにつくられています。汚染物質を取り除き、体の中を自ら浄化する力（自然浄化力）、悪いところを治していく力（自然治癒《ちゆ》力）という「潜在的な能力（機能維持力、恒常性維持力）」を備えています。そして、これ以上ないほどのベストの状態を保つ努力をつねにしてくれているのです。

体は「超健康《スーパーヘルス》」を維持していく方法を、生まれながらにして心得ています。胃の細胞は四日ごとに新しくつくり変えられ、肝臓は六週間ごとに新しい肝臓に生まれ変わっていきます。血液細胞は一〇〇～一二〇日で新しくなります。骨は三か月周期で絶えず入れ替わっていきます。

たいていの人が「骨は硬くて永久に変わらない」と思っているようですが、すべての骨とその接続組織は、七年ごとに入れ替わっているのです。体はつねに、傷ついたり古くなった組織をつくり変え、悪いところは修復しています。驚いたことに、毎日三〇〇〇億から八〇〇〇億もの細胞が、新しく入れ替わっていくのです。

体の成長は、子宮の中での小さな細胞の結合から始まり、大人の体になるまで、ずっと必要不可欠なことを行ない続けているのです。細胞をつくり、外の気温に関係なく体温を三七度前後に保ち、睡眠中も休まず心臓を動かし、走るときには呼吸を早めたりと、これらのことを体は自動的に行なっているのです。

傷をこしらえたり、骨折してしまったときには、傷口をふさぐことや骨をつなぐことも心得ています。目にゴミが入れば、誰かから教わらなくても、まばたきをしたり涙を出したりして、ゴミを外へ流し出してくれます。

勉強をする、仕事をする、遊ぶ、スポーツをする、テレビを見る、Eメールを送るなど、こうした多くのことを、あなたの体は昼となく夜となく、夏も冬もなく、たいした援助も必要とせずに、ずっと行なってきています。

要するに私たちの体にとって、健康とは実に単純なことなのです。私たちがしなければならないことは、体が行なっている健康維持のための作業を邪魔せず、体からのサインに注意を払い、**「体が求めているものを体に与えてやること」**、ただそれだけでいいのです。

❷健康は健康的な生活から生まれる

言葉にしてしまえばごくあたりまえのことのように思われるでしょうが、あらためていえば、健康は「健康的な生活習慣」の結果、生まれるものです。病気を予防し健康でいるためには、健康を維持していくために必要な条件を、体に与える必要があります。

セントポーリアの花を育てたことがあるでしょうか。初めてセントポーリアを育てる人は、「正しい肥料は何か」「適切な水遣《みずや》りの量はどれくらいか」「どれだけ日光に当てたらよいか」「どんなことを避けるべきか」など、本を読んだり、実際に育てている人にいろいろ話を聞いたりして、失敗しないセントポーリアの育て方に関する情報を集めるはずです。そしてセントポーリアが必要としている環境や条件を整え、花をだめにしてしまうようなことは極力しないように、気を配るはずです。

エネルギーに満ちあふれ、健康で聡明な子供に育てるのもセントポーリアと同じですし、健康に対して自信が持てなくなっている多くの大人たちのヘルスケアも、まったく同様なのです。健康な体づくりにとって、「最もふさわしい環境や条件は何か」「体を傷つけてしまうようなものは何か」について学び、それに沿った行動を実践し、健康のために必要な条件を満たしていけば、病気になるようなことはありません。それは次のとおりです。

【健康な体づくりのための7つの条件】

①新鮮な空気を吸うこと

②**純粋な水**を飲むこと
③体の生理機能・構造上**最もふさわしい食べ物**をとること
④毎日**適度な運動**をすること
⑤**十分な休養と睡眠**をとること
⑥**日光**を豊富に取り入れること
⑦**心の平静**を保ち、ストレスを溜《た》め込まないように自己管理すること

ヘルスケアは、あくまでも「自分自身で行なうプロセス」です。誰もあなたの代わりはしてくれません。あなたの代わりに食べてくれる人も、運動してくれる人も、眠ってくれる人もいないのです。あなたの体からストレスを取り除くのは、あなたにしかできません。どんなにすぐれた名医にかかっても、健康に必要な条件をあなたに代わって、あなたの体に与えることはできないのです。

元アメリカ医師会会長、リチャード・パルマーは次のように述べています。

「患者の健康状態を決定するうえで医者にできることは一〇%にすぎない。残りの九〇%は医者にはまったくコントロールできない要因か、もしくはほんの少ししかコントロールでき

ない要因によって決定される」

コーネル大学のキャンベル博士は、「ガンでさえ、遺伝が作用するのはわずか二〜三％にすぎない」と述べています。

私たちは、自分自身が選択した食事や生活習慣によって健康にもなれば、病気にもなります。必要な条件を与えてさえいれば、私たちは病気になることもなく、痛みや苦痛や不安を感じて不快な人生を送るようなことにはなりません。私たちは自分自身で健康な体を選ぶことができるのです。

ところがたいていの人々は、体に必要なものを与えることを学んでこないため、中年を過ぎると、病気に対する不安や恐れと背中合わせの日々を送ることになってしまいます。

医者はそのことを教えてはくれません。なぜなら、**医者は病気の専門家であって、健康の専門家ではない**からです。医者がそんなことを患者に教えてしまったら、患者がいなくなってしまいます。患者がいなければ病院経営は成り立ちません。大学の医学部に「健康学」という授業がないのも納得できます。

医者が学ぶのは、病理学、薬理学、毒物学など、病気とその治療に関する学問です。すなわち、およそ二万といわれる病気とその治療法に関することであり、健康を維持していくための勉強はしないのです。医者になるためには、「そうした健康学は必要ない」というのが、今日の近代医学のヘルスケア・システムのようです。

そうした社会に暮らす私たちが、「超健康《スーパーヘルス》」を獲得・維持したければ、その方法を自ら学び修得し、**「自分の体は自分で守る」**ようにしていかなければなりません。体に必要な条件を子供に幼いうちから教えていくことの重要性は、ここにあるのです。

❸病気のときも健康なときも、体は同じものを求めている

健康のときも、病気のときも、体には同じ「生理学の法則」が支配しています。病人が健康を取り戻すために必要なものは、健康な人が健康を維持していくのに必要としているものと同じです。**健康なときに必要としていないものは、病気のときにも必要ではありません。**

健康のときに使わないもの（薬など）を、病気のときに使うのは、賢明な選択ではないのです。病気のときに体が必要としているものは、健康のための要素のなかでもとりわけ「休養（消化器官も含めてすべての活動を一時的に休むこと）」「睡眠」、そして「水」です。

病気や体調不良になったら、食事の量を控えるか、あるいは気分が良くなるまで一～二食抜くことがすすめられます。自然界の動物たちはみんなそうしています。病気のとき彼らは、

目の前にどんなに大好物の食べ物があっても食べようとはしません。そのとき**体が必要としているものは、食べ物ではなく、体の組織すべての休養**であることを、本能的に知っているからです。

子供もまた、本能的にそのことを知っています。それは人類が何百万年にもわたる経験から体得してきたものです。ですから熱が出たり、気分が悪いときには食べ物をとろうとはしません。親が無理して食べさせようとしても、吐いてしまいます。

それは体が、不良個所を修復するためにエネルギーを使っているから、「食べ物を食べても、消化に振り向けてやるエネルギーはありません。だから今は食べないでいてください」という体からの警告サインなのです。この法則は、赤ちゃんから高齢者まで、すべての人に当てはまります。

「ナチュラル・ハイジーン」のパイオニアの一人、ジョン・ティルデン博士は次のように述べています。

「賢い親は、病気の子供にはけっして食事を与えるようなことはしない。子供にファスト（断食《だんじき》）をさせることを恐れてはいけない。病気になったときファストは病気を軽くし、その危険を少なくするが、食事を与えると、症状はいっそうひどくなり、そして長引くことになる」

ハーバート・シェルトン博士（注）も次のように同意見を述べています。

「動物たちは病気になると、大人も子供も本能的に食べるのをやめる。彼らが望むのは、静かな暖かいところで、少量の水だけをとってファストすることだけだ。人間の赤ちゃんも同様である。病気のときに必要なのは、暖かくて静かな環境と、ファスト、そしていくらかの水だけである」

（注）テキサス州サンアントニオにて五三年間ヘルススクールを運営し、世界各地から病気克服を願ってやってきた人々に健康指導を行なう。そのかたわら精力的に執筆活動を行なって、ナチュラル・ハイジーンの理論の世界的普及に貢献した。

ヒポクラテスはすでに二〇〇〇年以上も前にそのことに気づいており、「病人に食事を与えると、病気を養うことになる。一方、食事を控えれば、病気は早く治る」と教えていました。

ところが今日の大人たちは、「食べなければ病気と闘うためのスタミナがつかない」という誤った知識に毒されてしまっています。そのため、このような「体からの警告」（人間の本能ともいうべき基本的な力、祖先から受け継いできたすばらしい能力）を感じとることができなくなってしまっているのです。非常に敏感で生命力が活発な子供の体は、たいていの場合、食事を一度か二度抜くだけで、ノーマルな状態を取り戻し、元気になります。

❹病気とは、体が行なう体内の大掃除である

❶（一〇七ページ）で見てきたように、「健康とは、体がノーマルに機能している状態である」ということを思い出してください。反対に「病気とは、体の機能がノーマル以下の状態」をさします。

体の機能が低下して、恒常性を失ってしまった状態が病気です。英語で病気のことを「disease」といいますが、この言葉は体の機能が「ease＝楽」な状態の否定形（dis～＝～ではない）であり、すなわち「楽に行なわれていない」という意味です。

病気には二種類あります。それは急性病と慢性病です。急性病は、体がノーマルな機能を妨げているもの（規則正しいペースで毎日排泄《はいせつ》されずに組織の中に溜め込まれた有害な物質＝毒素）を、緊急手段を用いて排泄し、体の機能をノーマルな状態に戻すために、**体が行なう解毒作業**のことです。平たく言えば、体が恒常性を保つために、体内の大掃除（解毒と浄化）を行なっている状態が急性病の症状なのです。

そのとき、体の持ち主は、クシャミ、咳《せき》、発熱、発疹《ほっしん》、痛み、下痢、嘔吐《おうと》、粘液の排泄（鼻水、喀痰《かくたん》、大腸や子宮口からの粘液の排泄）、膿《うみ》、などといった不快な症状を経験することになります。

一般にはこれらの病状を風邪とか、突発性発疹、副鼻腔炎《ふくびこうえん》、気管支炎、胃炎、大腸炎ほか、さまざまな病名をつけて「病気」と呼んでいるのです。症状が現われるところが違うため病名はいくつもつけられていますが、**病気自体は一つしかありません。**それは体の大掃除（有害物質の緊急排泄）なのです。

ヒポクラテスは次のように述べています。

「病気とは、浄化のクライシス、つまり体が毒素の排泄を行なっている重大局面だ、ということに私は気づいた。**症状は、体が引き起こす防衛手段**である。数々の病気が存在しているように思われているが、実は病気は一つしかない。それは異なったところに異なった状態で現われる」

それから二〇〇〇年以上たっているにもかかわらず、医師たちのほとんどは、そのことに気づいていません。

病気という緊急プロセスが、薬の使用などによって人工的に抑えつけられてしまったり、生活習慣病の誤《あやま》りを繰り返し続けていくと、急性病は永久になくならず、ついには、体内の毒素に体が反応できなくなり、組織、器官が傷つけられていくことになります。それが慢性病です。ブライト病（タンパク尿と浮腫《ふしゅ》を伴う腎炎《じんえん》）、心臓病、糖尿病、腎臓病、慢性肝炎、喘息、慢性関節リウマチ、ガンなどはその典型です。

❺症状を抑えてしまう行為は、体の自然治癒機能を妨げるだけである

シェルトン博士はまた、次のように述べています。

「病気とは、組織を浄化し、正常な状態を取り戻すためのプロセスである。体内の毒素を取り除き、ダメージを修復するために、体がすべてのエネルギーをつぎ込んで必死に努力している状態のことである。この体の努力はけっして抑えつけてはならず、むしろ助けてあげなければいけない」

今日、非常に多くの人々が、体に痛みや不快感が生じると、薬を飲んで、症状を抑えてしまいます。そして、症状がなくなると、「病気は治った、あの薬が効いたからだ」と思い込んでいます。

このような考え方をするのはむしろ危険なことといえます。なぜなら、症状は消え、問題

は解決したように見えても、病気を引き起こした根本原因はまだ取り除かれていないからです。それは、車のダッシュボードにエンジンの異常を知らせる赤いランプがついたのに、目障りだからといってテープで隠して運転し続けるのと同様の危険な行為なのです。

薬で症状を抑えると、一定期間苦痛の症状はなくなりますが、体に痛みを引き起こしていた根本原因である**毒血症**《どけつしょう》（さまざまな毒素が血液に入って生ずる全身的な中毒症状。一二四ページ参照）の状態が取り除かれたわけではありません。そればかりか、痛みを隠すために用いられた物質（薬）の毒も加わって、体内環境はますます悪化し、組織を傷つけ、慢性病へと導いていくことになるのです。

病気に伴う痛みや苦痛、不快感は、体からの貴重なメッセージです。人体機能のどこかがうまく行なわれていないので、それを正すために、体が浄化とヒーリングの作業を行なっているというサインです。

たとえば、扁桃腺《へんとうせん》の痛みは、リンパ組織が有毒物質を解毒《げどく》しているというサインです。頭痛は、体が組織から有害物質を取り除き、血液循環を経て、体の四大排泄器官（大腸、腎臓、肺、皮膚）から排泄させる作業をしているというサインです。このとき、老廃物が脳の神経組織を刺激するので、頭に痛みを感じるのです。

胃痛や胸焼け、胃もたれは、食べ物が完全に消化されずに胃の中で腐敗・発酵《はっこう》しているこというサインです。鼻水が流れるのは、有毒物質を包み込んだ粘液を排泄しているからです。発熱は、有害物質を処理するため酵素やマイクロファージ（体の異物処理係）の活動を活発にさせる目的で、体が引き起こしているものです。

しかし、多くの人は、こうした体から送られてくるサインやメッセージについて、一瞬たりとも深く考えるようなことはしません。たいてい、薬を飲んで体を麻痺《まひ》させ、メッセージの発信個所にふたをしてしまいます。

どんな薬にも病気を治す力はありません。ヒーリング（治癒）は、体に内在している力によって行なわれるものです。切り傷は自然にふさがります。バンドエイドのおかげではありません。骨折した骨は、ギプスをはめて固定さえしてやれば、あとは体が治してくれます。折れた骨と骨の先端から天然の接着剤が分泌され、自然にくっつくのです。これは体が自ら行なう作業です。湿布薬や飲み薬がくっつけてくれたわけではありません。

健康を取り戻すには、病気の根本原因を取り除き、**体に回復するチャンスを与えてやること**です。症状を薬で抑え、それがなくなれば治ったとする短絡的な考え方はすべきではありません。**体を治してくれるのは自分の体だけ**です。そして、体がヒーリングのプロセスに入れるような条件を整えてやれるのは、本人自身しかいないのです。

しかしたいていの親たちは、そのことを知りません。「医者は病気を治すことができる」と信じており、子供が熱を出したり咳《せき》や鼻水が出始めると、あわてて医者のところに連れていくのです。ロバート・メンデルソン博士は、『医師の忠告に反して健康な子供を育てる方法（How to Raise a Healthy Child : In Spite of Your Doctor）』のなかで、次のように記しています。

「子供を健康に育てるベストの方法は、事故や緊急を要する場合を除いて、医者に近づけないことである。もしあなたの子供に病気の症状が現われたら、その状況をよく監視する必要があるが、深刻な病気の症状がはっきりと現われるまでは、医者に助けを求めるようなことはしないほうがいい。たいていの医者は、人間の体がすばらしい修繕装置になっているということを無視し、おそらく、体にその修繕のチャンスを与えそうにはないからだ。それどころか医者は、体が対処できないような副作用を引き起こすもの（薬など）で治療することによって、体に自然に備わっている防衛力を、妨げてしまうことだろう」

もちろん、事故による内臓破裂や、顔面損傷のような場合には、医療的な処置や手術などの助けが必要になることもありますが、結局、回復自体は生物学的なプロセスに頼っているのです。

また、裂傷や骨折を体が治しているプロセスで、痛みがひどくて眠れないような場合、体の治癒力を最大限に活かすため、薬で痛みを軽減し治療に貢献する場合もありますが、その場合でも、治癒や回復を行なっているのは薬ではなく、体自身なのです。

アルバート・シュバイツァー博士も、「われわれ医師は何もしない。われわれはただ体内の内なる医師を助け、励ますのみである」と言っています。

【子供の発熱について】

風邪やインフルエンザ、そのほかどんな感染症による発熱も、**熱は四一・一度以上には上がらない**ように、脳の体温調節中枢がモニターしているということを、子供を持つ親は知っておく必要があります。

子供の発熱の九五％は、通常四〇・五度にも達しません。幼児の場合でも同様です。何十年も患者を診《み》てきたベテランの医師でも、四一・一度を超えた例を見たという人は、ほとんどありません。メンデルソン博士は、「何万人もの患者を診察してきたが、四一・一度を超えた例はたった一つしかなかった」と言っています。

ウィルスや細菌感染による発熱が、脳や体に永久的なダメージを与えたり、発作（引きつけ）を引き起こすようなことはありません。発作が起こるのは、子供が潜在的に発作を起こす可能性を持っている場合です。

このようなケースでは、子供に熱があることに親が気づくより先に、熱が出始めた時点で発作が起こります。発熱と関連している発作は、発熱全体のわずか四％にすぎず、これも原因が熱によるものかどうか証拠はないのです。

薬の使用は、自ら治そうとしている努力を妨げることになるだけです。抗生物質の投与は、細菌感染の病気の期間を、一日かそこら短縮することはできるかもしれませんが、**薬によりもたらされるリスクのほうがずっと大きい**のです。

熱は自然に下がります。親がへたに介入する必要はありません。医師に相談しなければならなくなるのは、熱が三日以上続いた場合だけだ、とメンデルソン博士も言っています。

❻体の各部は、すべて連動して機能している

体はいろいろな装置や組織が集まった一つの機械のようなものです。体は一つの機械として機能しているのです。一つの器官が機能不全になると、全身に影響が及びます。

たとえば、消化器官に障害が起こると、体全体が苦しむことになります。なぜなら、ノーマルで健康な代謝作業に必要な栄養を受け取ることができなくなるからです。

心臓が傷つくと、全身が被害をこうむることになります。栄養と酸素を運ぶ血液が全身の細胞に確実に届けられなくなってしまうからです。

肝臓が傷つくと、全身が病気になります。有害物質の解毒ができなくなってしまうからです。

腎臓が傷つくと、同様に全身に影響します。体が老廃物を排泄することができなくなるからです。ニキビや吹き出物が出ている人は、肌だけがトラブルを起こしているのではありません。体は体の最大の排泄器官である皮膚から、組織内に溜まった有害物質を排泄しているのです。いくら皮膚を清潔にしたり、軟膏《なんこう》をつけてケアをしていても、組織に有害な老廃物が溜まるような食事やライフスタイルをしていたのでは、ニキビや吹き出物はいっこうに消えていきません。

すなわち、**一部分だけが健康であるとか、一部分だけが病気だということはけっしてない**のです。口臭《こうしゅう》は、消化器官の中で完全に消化されない食べ物が、腐敗発酵している証拠です。いくら消臭スプレーを使っても、もとを断たなければにおいは消えません。脇の下の不快なにおいも同様です。体の組織の中に溜め込まれている老廃物が悪臭を放っているのです。

医学による治療は、主に症状の出ているところを対象にしますが、ナチュラル・ハイジーンは、その根本原因は何かを究明し、体に備わっている修復力や回復力が元のように正しく機能できるよう、体に協力することを重視する理論なのです。

❼原因と結果を知れば、病気は必ず克服できる

すべての出来事には原因と結果があります。これは自然の摂理です。私たちが経験している体調不良や病気という結果は、その前になされた選択や行為の結果なのだということを忘れてはなりません。私たちが毎日行なっている選択が、これらの結果をつくり出しているのですが、そのことに気づいている人がほとんどいないため、病気の人が増えていくのです。

病気とは、私たちの誤った選択や行為によってもたらされた体内汚染を一掃しようとして、体が引き起こした緊急排除作業なのです。そして、こうした体の汚染状況を、ナチュラル・ハイジーンでは、**毒血症**と呼んでいます。

ティルデン博士は、すでに一九二六年に『毒血症が明らかにしたこと（Toxemia Explained）』という本のなかで次のように説明しています。

「『自然の法則』に違反するような誤った生活習慣――食べすぎ、飲みすぎ、食事選択の誤り、働きすぎ、極度の疲労、睡眠不足、運動不足、ストレスマネージメントの欠如など――を繰り返し行なっていれば、体のエネルギーが低下し、排泄作業が遅れてしまう。その結果、有害物質が体内に溜め込まれ、体液や組織が毒素（有害物質）で飽和《ほうわ》状態になってしまう。この状態が**毒血症**である」

毒血症に気づくまでの二五年間、ティルデン博士は薬による治療を行なってきましたが、それ以後の四〇年間、**毒血症の除去を最優先する**という治療法に変え、それによって、不治の病と宣告され失望のどん底にいた多くの人々の健康回復に貢献してきたのです。

毒素は通常、次の方法で体内に溜まっていきます。一つは、体が行なう自然の新陳代謝によってで、使い古された細胞のカスなどの老廃物が蓄積されていきます。もう一つは、体外からもたらされる物質によってで、体にふさわしくない食べ物（過剰な動物性食品。特に揚げたものや、焼いたもの）の代謝副産物、刺激物（アルコールやタバコ、カフェイン、香辛料など）、食品添加物、農薬、そのほかの環境汚染物質など、体が栄養として利用できないものが、毒素となって蓄積されていきます。

私たちの体は、これらの有害物質を、四つの排泄器官（腎臓、大腸、肺、皮膚）を通してつねに排泄しています。しかし、疲労が重なったり、運動や睡眠が不足していると、これらの有害物質は、通常の排泄器官から速《すみ》やかに排泄されなくなり、組織の中に溜まっていくことになります。

しかし、体には、常時ベストのコンディションを保とうとする能力（恒常性）が備わっているため、組織が毒素（有害物質）でいっぱいになり機能を妨げるような状態（毒血症）になると、自ら大掛かりなクレンジング（大掃除）を始めるのです。

つまり、リンパ組織やリンパ液、血液の中、細胞と細胞の間などに溜め込まれた毒素を、緊急手段に訴えて排泄するのです。それが「病気」と呼ばれるものです。毒血症によってもたらされる結果（＝症状）はさまざまですし、病気の症状が現われる個所もさまざまですが、病気は一つなのです。

【病気の本当の原因とは】

ここまで読んできたみなさんのなかには、「病気はウィルスやバクテリアによって引き起こされるのではないのか」といった疑問を持たれた方も多いと思います。

昔、人々は「病気は悪魔が引き起こすもの」と信じていました。顕微鏡が発明されると、顕微鏡のレンズの下でうごめいている細菌こそが病気の原因だ、とされるようになりました。その後ウィルスが発見されて以来ここ一〇〇年あまりの間、病気の原因はウィルスだとされるようになりました。しかし、これらはいずれも医者や製薬業界がつくり出した神話にすぎません。

真実は、**バクテリアやウィルスは病気の直接の原因ではない**ということです。それらのものは病気のプロセスに関与しており、症状を悪化させる可能性があることは事実ですが、病気を引き起こすのは、あくまでも体のほうです。バクテリアやウィルスが、病気の原因ではあり得ないのは、ハエが台所のゴミの原因にはなり得ないのと同じ理由です。

問題はバクテリアやウィルスが繁殖するような汚れた体内環境にあるのです。台所に汚いゴミがあるからハエがたかるのです。病気の細菌説を打ち出したパスツールでさえ、晩年はそのことを認め、臨終の床で「種は問題ではない。すべての問題は土壌にある」という言葉を残して亡くなったといわれています。

ウィルスはあたかも生きている有毒物体で、人から人へと移り、病気を引き起こす悪漢のように思われていますが、実は使い古され、死んだ細胞のカス（ＤＮＡとＲＮＡ）です。それ自体で活動する力もなければ、けっして生きた状態では見られず、研究室で複製することもできません。しかしこれらが体内に堆積《たいせき》すると、体内に溜め込まれている老廃物同様、非常に悪い毒となります。

したがって、体はウィルスが大量に溜め込まれているところに対して、大腸からバクテリアを動員し片付けてもらうのです。これは体が自ら引き起こす「浄化のプロセス」ですが、そのプロセスのことを医者たちは「病気」と称しているわけです。ウィルスは病気を引き起こしているわけではないのですが、医者たちはウィルスを病気の原因のスケープゴートにしているのです。

バクテリアはつねに私たちの体の中にあり、有害物質や有毒な老廃物を分解したり、取り除いたりするのを助けたり、あるいはいろいろなビタミン（B、Kなど）や、抗酸化力の強い物質（短鎖《たんさ》脂肪酸）をつくったりなどして、宿主である私たちの体と共存して働いてくれている物質です。

必要なときがくると、増殖して有害物質を片付けるためのスカベンジャー（清掃係）として働き、自分たちの作業を終えるやいなや、その数は減少していきます。バクテリアが有害物質を食べて排泄する老廃物はきわめて有害なため、バクテリアの存在が病気の症状を悪化させるということはありますが、バクテリア自体は病気そのものの根本原因ではないのです。

有害物質が体内になければ、バクテリアの増殖はあり得ず、バクテリアによる猛毒副産物も生まれません。

冬になると風邪やインフルエンザが流行するように思われるのは、体がこれらの病気を引き起こさせるような食事やライフスタイルを、習慣的にみんなが同じように行なっているからです。

粗悪な食習慣、閉めきった悪い空気の中での生活、不十分な休養と睡眠、運動不足、日光に当たらないことなどが重なって、ウィルスを含む有害物質の排泄が遅れ、体内に悪い環境をつくりあげてしまうのです。

正しいライフスタイルや食習慣を身につけていれば、私たちは風邪を引いている人のそばにいても、風邪どころか、ＳＡＲＳ（新型肺炎）などのどんな病気も移されるようなことはありません。風邪は体の外から引き込むものではないのです。

風邪の正体は、体が体内の有害な老廃物（毒素）を緊急排泄させる目的で、体自らが行なうハウスクリーニング（大掃除）なのです。

はしかや水疱瘡《みずぼうそう》のような子供時代特有の病気も、同様です。これらの病気はいずれも、体内に溜め込まれた毒素を排泄させるために体が始めている自助行為であって、ほかの子供から移されるものではないのです。

体にふさわしい食事や生活習慣があって、体内環境をきれいに保っている子供の体は、体内に有毒物質がないため、周囲にはしかや水疱瘡を患っている子供たちがたくさんいても、これらの病気にはかかりません。

ナチュラル・ハイジーンで育っている子供たちは、はしかや水疱瘡、おたふく風邪のような病気をほとんど経験せず、健康に成長していきます。私はそのような子供たちをたくさん知っています。

また子供が大人よりもよく病気になるのは、子供が大人よりバイタリティー（体力＝毒に対する抵抗力）が豊富で排泄力が強いため、**少しの毒物でも排泄しようとする**からです。

子供に初めてタバコやお酒を与えるとどうなるか、みなさんはよく知っているはずです。けたたましい声をあげて、吐き出してしまいます。しかし絶えずこの毒を与え続けていると、バイタリティーは低下し、次第に毒に対する耐性（適応力）ができあがってしまうのです。それが大人の体です。

大人は子供に比べて、病気に対する抵抗力がある、というのが一般的な見方ですが、真実はそうではなく、バイタリティーが低いため、毒物追放のプロセス（病気）を、そう頻繁に起こすことができないのです。

端的に言えば、大人の生活は子供のそれより複雑で、しなければならないことがたくさんありすぎるため、体はエネルギーを排泄以外の活動に向けることを優先し、排泄や体の浄化は後回しになってしまうのです。


【ナイチンゲールは知っていた】


今みなさんは、「病気は移されるもの」という、これまで持っていたパラダイム（ものの考え方）が大きく揺らいできているかもしれません。

ナイチンゲールは今から一四〇年以上も前に、**「病気とは人から人へと移っていくような実在する物体ではない」**として、病気の細菌説を否定しました。多くの人々の命を救ったナイチンゲールは、次のように書いています。

「病気を、〝それぞれに実在しているに違いない個別の物体〟として見てはいけません。病気を引き起こすコンディションは、各人の体の中から生じるのです。

病気とは、私たち自身がもたらした好ましくない状態を、体自らが取り除こうとしてくれているために生じている反応だ、と捉《とら》えてみてください。

私は閉めきった部屋の中、あるいは非常に多くの病人を詰め込んだ病棟の中で、天然痘《てんねんとう》第一号が発生していくのを、目《ま》の当たりにしてきました。外界とは完全に隔離されているそんな状況下では、万が一にもこの人たちが、天然痘に〝外部から移された〟ということはあり得ず、その部屋の中から始まったに違いありません。それどころか、私は病気が始まり、進行し、ほかの人に移っていくのを目撃したこともないのです。

看護婦は、伝染などということには注意を払わず、病気を予防することを心がけるべきです。清潔さ、開け放たれた窓からの新鮮な空気、患者への絶え間ない注意、これらが本当の病気予防の手段です。

特定の病気学説は、今日の医学界を支配している人たちの都合のいい口実です。**特定の病気などというものはありません。あるのは病気を引き起こすさまざまなコンディションだけです**」(『Bechamp or Pasteur』Ethyl Douglas Hume,1923より)

私たちに必要なことは、ナイチンゲールが記したように病気が引き起こされるような体内環境をつくらないようにすることだけです。不幸にも、病気になってしまった場合は、その根本原因を取り除いてやれば、体に秘められているすばらしいヒーリングパワーによって、健康はじきに回復します。

「超健康《スーパーヘルス》」を手に入れるためには、自分の体は自分で守らねばなりません。いくら医学が発達しても、病人はいっこうに減らず、医療費が国庫の財政をパンクさせかねない状況にある今日、世界で最も医学の発達しているアメリカの医師会でさえも、近代医学の限界を認め、薬や手術による治療医学から、予防医学重視への転換を庶民に訴えている時代です。

今日私たちに求められるのは、もはやハイテクを駆使した近代医療技術や設備、新薬ではありません。私たちに必要なのは、体に生まれながらに備わっている「超健康《スーパーヘルス》」を発揮させるための教育です。

私たちが頼らねばならないのは、医者や薬ではなく、体の中にある超人的なパワーです。そのパワーを妨げるのではなく、最大限に発揮させてやるために、私たちがすべきことは、**「生命の法則」に従って生きる**ことです。

すなわち、ホモサピエンスとしての人間の体に必要なものを与え、体を汚染させたり、体の機能を傷つけたりするようなものを、体の中に取り込まないこと、ただそれだけです。

（表7）

病気と健康に関する7つの真理

❶ 健康な状態こそが人間の正常な姿である。

❷ 健康は健康的な生活から生まれる。

❸ 病気のときも健康なときも、体は同じものを求めている。

❹ 病気とは、体が行なう体内の大掃除である。

❺ 症状を抑えてしまう行為は、体の自然治癒機能を妨げるだけである。

❻ 体の各部は、すべて連動して機能している。

❼ 原因と結果を知れば、病気は必ず克服できる。

第6章

子供たちは何を食べればいいのか

あなたやあなたの子供たちにとって、最大の脅威は核兵器ではありません。
最大の脅威は、お皿から食べようとしている食べ物なのです。

——デヴィッド・ルーベン（医学博士）

(1)すべての基本はプラントフード(植物性食品)

「超健康《スーパーヘルス》」を求める人々のために、ナチュラル・ハイジーンがすすめている食事選択の基準は三つあります。

◎動物性食品より**プラントフード**(plant food＝植物性食品)を優先する。

◎精製加工食品より**ホールフード**(whole food＝人工的に加工されていない自然丸ごとの食品)を優先する。

◎加熱調理食品より**ローフード**(raw food＝生の食べ物)を優先する。

すなわち、発育盛りの子供たちにとって最良の食べ物は、できるかぎり人工的に加工されていない**自然丸ごとのプラントフード**ということになります。

●果物は米国政府・がん協会のお墨付き

私が健康指導をしていくうえで、子供から大人まで強くおすすめするのが、食事の多くを植物性食品で構成するというものです。つまり、新鮮な生の果物や野菜、全穀類、豆類、生の木の実や種子類、海藻、スプラウツ(種子類、穀類、豆類などの発芽したもの)といったものです。

特に果物と野菜を多くとることを心がけることが重要です。これらは、私たちの体の生理機能・構造上、最もふさわしい食べ物であるにもかかわらず、今日の食生活では非常に不足しています。

一方、肉や魚、卵、牛乳・乳製品などの動物性食品は、とりすぎている傾向がありますので、最低限に減らすようにします。完全にはずしてしまうことができればそれに越したことはありません。

ヴィーガン（動物性食品をいっさいとらないベジタリアン）の食事になればなるほど、免疫能力は強化され、健康状態が高められ、長生きが保証されるようになります。

ＰＣＲＭ（責任ある医療を推進する医師会）は、一九九一年から、「新四大食品グループ」（穀類、野菜、豆類、果物）を開発して、プラントベースの食事をすすめてきています。

翌年には米国農務省でさえ、国民の食事指針を、肉や乳製品を重視した従来の四大基礎食品グループ（肉、乳製品、穀類、果物と野菜）から、植物性食品にウェイトを置くように変更しました（一三九ページの図１「フード・ピラミッド」参照）。肉や乳製品などは、必須食品ではなく、選択可能な食品として扱われるようになったのです。

同じ頃、米国国立がん研究所が始めた「ガン予防のためにもっと果物と野菜を」という運動は、やがて全米に浸透していくことになります。青果の生産者や流通業者などの青果関連業界が設立したベターヘルス財団や米国農務省、米国がん協会、米国心臓病協会、米国糖尿病協会、米国疾病コントロール予防センターほか多数の公的な健康関連機関が加わって、ガンや心血管疾患、糖尿病、肥満を予防するための「5 A DAY《ファイブ・ア・デイ》キャンペーン（一日に最低五サーヴィングの野菜・果物を食べようという運動）」となったのです。

今日ではさらに拡大し、果物や野菜の生産者、食品製造業界、スーパーマーケットなどの大手流通や小売り流通業界、地方自治体や学校、病院、老人ホームなどが協賛する官民一体のビッグプロジェクトに成長しています。共通のロゴを用いて、もっと果物や野菜の摂取《せっしゅ》量を大幅に増やし、肉や乳製品の摂取量を大幅に減らす運動を全国的に行なっているのです。

その規模は、日本政府が国民の健康改善のために始めた「健康日本21」運動の比ではありません。日本のこのプログラムでは、**果物の重要性はまったく無視**されています。野菜の摂取量を現状の一日二九二gから三五〇gに増やすというだけでは、病気を予防し、「超健康《スーパーヘルス》」な体をつくるには十分ではないのです。

(図1) フード・ピラミッド

1992年に米国農務省と保健社会福祉省によって発表されたもの。底辺に近いほど（容量の多いものほど）摂取量を多くするようにとの指針が込められている。

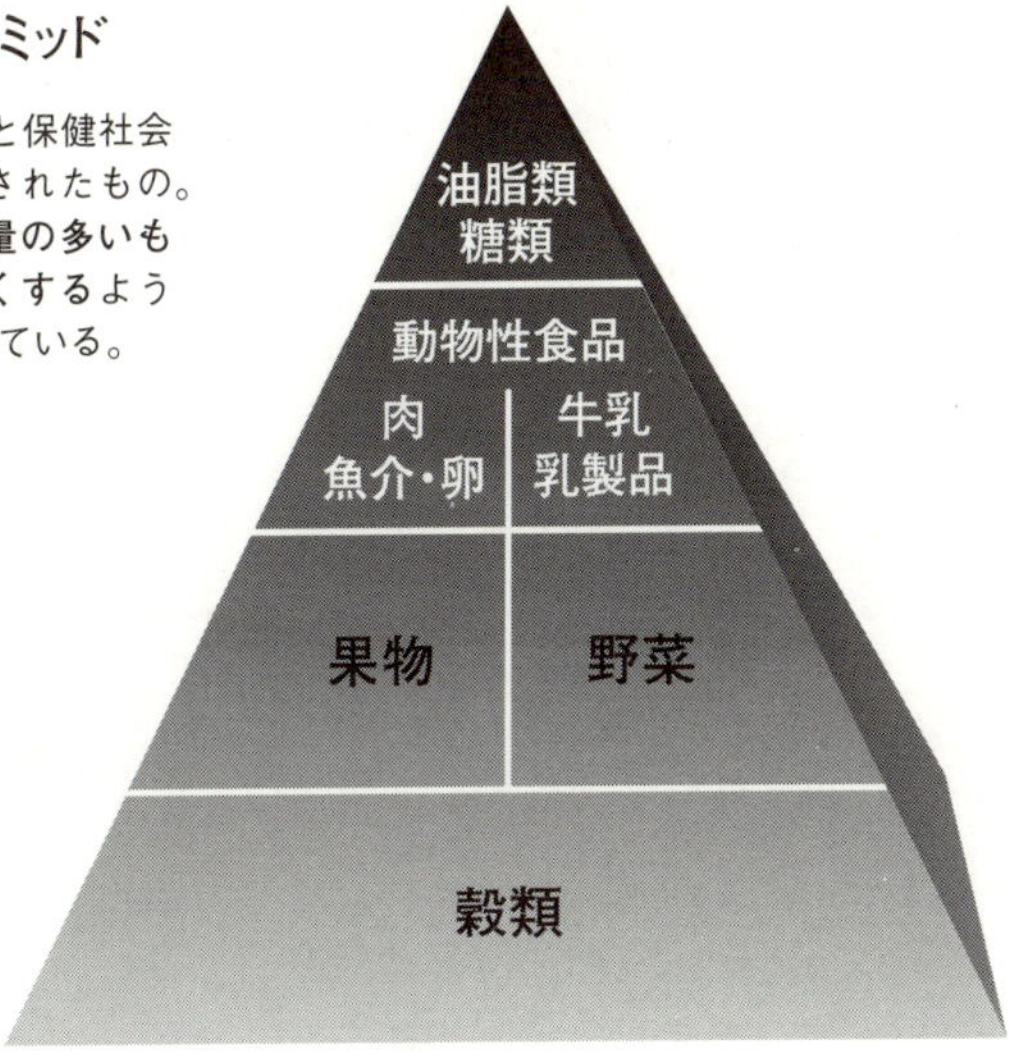

(表8)「一日 5 サーヴィング」の内訳

	野菜	果物	計
子供	3サーヴィング	2サーヴィング	5サーヴィング
ティーン、女性	4サーヴィング	3サーヴィング	7サーヴィング
男性	5サーヴィング	4サーヴィング	9サーヴィング

※1サーヴィングはリンゴやバナナなら1個、カットフルーツなら1カップ、
生野菜なら1カップ、温野菜(加熱調理野菜)なら1/2カップの量のことです。

実際一日五サーヴィングでは少なすぎるというのが大方の学者たちの意見で、ナチュラル・ハイジーンの考え方では、**一日最低七～一三（果物三～五、野菜四～八）サーヴィング**をとることをすすめています。

米国国立がん研究所がこの運動を始めた当初は一〇サーヴィングをすすめたのですが、アメリカでは現実問題として一日五サーヴィングとっている人でさえわずか一〇％しかいなかったため、実行可能な量ということで、最低五サーヴィングをすすめる運動が始まったのです。

◉果物・野菜は好きなだけ食べさせて大丈夫

果物と野菜は好きなだけ食べてかまいません。繰り返しますが、この世で**果物と野菜ほど、「超健康《スーパーヘルス》」な体づくりに役立つ食べ物はない**のです。

新鮮な果物、ドライフルーツなどは、甘いものが好きな子供にとって、何よりのご馳走《ちそう》のはずです。人間が本来甘いものが好きなのは、体のエネルギー源として、糖が必要だからです。私たち人間にとってベストのエネルギー源は果物です。**ドライフルーツのコンポート**（注1）、**フルーツパフェ**（注2）、**フルーツパイ**（注3）、**スムージー**（注4）のような、これまでデザートとしてしか与えられなかった果物を、食事として子供にあげてください。

（注1）水にひと晩浸したドライフルーツ（バナナ、レーズン、プラム、リンゴ、イチジク、パイナップル、マンゴーなど）の盛り合わせ。

（注2）**【フルーツパフェの作り方】**

★パイナップル・クリームパフェ

材料：カシューナッツ……大さじ3〜4（二時間水に浸したもの）

　パイナップル……1カップ強

　デーツ（ナツメヤシのドライフルーツ）……1〜2粒（好みで）

作り方：カシューナッツをミキサーにかけて粉にし、そこへパイナップルとデーツを適当な大きさに切って加える。クリーム状になるまで攪拌《かくはん》すればできあがり。

★パイナップル・アボカド・クリームパフェ

材料：パイナップル……1カップ強

　アボカド……1個

作り方：材料をミキサーに入れ、クリーム状になるまで攪拌すればできあがり。とてもリッチで満腹感があります。表記の分量は小学生低学年では二人分です。パイナップルの代わりにイチゴを使うと、ストロベリー・クリームパフェができます。この場合は、好みでデーツを1粒加えてもかまいません。

★セサミ・オレンジ・クリームパフェ

材料：洗いゴマ……大さじ2（二時間水に浸したもの）
ヒマワリの種……大さじ4
オレンジ（清見タンゴール、ミカンなどの甘い柑橘類《かんきつるい》）……2〜3個
デーツ（ナツメヤシのドライフルーツ）……1〜2粒

作り方：ゴマとヒマワリの種をミキサーにかけて粉にする。柑橘類の皮を剝《む》き、種を除き、デーツといっしょにミキサーまたはフードプロセッサーにかける。クリーム状になるまで撹拌すればできあがり。ミキサーが回転しづらい場合は、オレンジ1個分をまずジュースにして、ゴマとヒマワリの種の粉と合わせて撹拌し、液状になったところへ残りの材料を入れて撹拌すると、回転しやすくなります。ミキサーの場合は、ときどきスイッチを切って、ゴムベラかス

プーンで混ぜると、さらによく回転するようになります。これにはバリエーションがあり、モモ、イチゴ、ブルーベリー、パイナップルをいっしょに合わせても、いろいろなフレーバーが楽しめます。

★ブルーベリー・パイナップル・クリームパフェ

材料：ゴマ……大さじ1（二時間水に浸したもの）
フラクシード（flax seed ＝亜麻の種。亜麻仁《あまに》）……大さじ1（二時間水に浸したもの）
ヒマワリの種……大さじ1〜2（二時間水に浸したもの）
パイナップル……1カップ
ブルーベリー（生または冷凍）……1カップ

作り方：ゴマとフラクシードをミキサーで粉にし、そこへ果物を入れてクリーム状になるまで攪拌する。ブルーベリーの代わりにイチゴを使うと、ストロベリー・パイナップル・クリームパフェができます。

（注3）**【フルーツパイの作り方】**

◎基本のパイ皮

材料：アーモンド……1カップ（粉にする）

　イチジク（乾燥）……1カップ（一時間少量の水に浸したもの）

作り方：アーモンドと水を切ったイチジクをフードプロセッサーにかける。よく練ったものをパイ皿（20〜22cm）に敷き詰める。米国製のチャンピオンジューサーをお持ちの方は、ジューサーの付属品の金網の部分を、プラスティックのものに替えて、イチジクをジューサーの投入口から入れると、通常、カスの出るところからペースト状のイチジクが出てきますので、それをアーモンドと合わせます。

★ココナッツ・バナナクリームパイ

材料（フィリング）：完熟バナナ……4本

　ココナッツフレークス……1カップ

　バニラエッセンス……小さじ½

作り方：バナナをつぶしたものにココナッツフレークスとバニラエッセンスを加えて

よく混ぜる。パイ皮に詰め、冷凍庫で一時間冷やす。

★パンプキン・ストロベリーパイ

材料（フィリング）：カボチャの種……大さじ5（三時間水に浸したもの）
イチゴ……1カップ強
デーツ（ナツメヤシの実）……3〜4粒

作り方：カボチャの種をミキサーで粉にする。イチゴとデーツを加えて、クリーム状になるまで攪拌する。パイ皮に詰め、冷凍庫で一時間冷やす。

★パーティーパイ

材料（パイ皮）：デーツ（ナツメヤシの実）……300g
アプリコット（乾燥）……150g（一時間水に浸したもの）

（フィリング）：完熟バナナ……2〜3本（5〜8㎜の輪切り）
モモ……2個（または熟柿2個、マンゴー1個、パパイヤ1個、
乾燥アプリコットを水に浸したもの1カップ、のいずれか）

冷凍バナナ……3～4本
カシューナッツ……300g（粉にする）
パイナップルジュース（絞りたて）……1カップ
（トッピング）：イチゴ……適宜
キウイ……1～2個（輪切り）
バラかガーベラの花……1本

作り方：デーツとアプリコットをフードプロセッサーか、チャンピオンジューサーでペースト状にし、パイ皿（直径20～22cm）に敷き詰める（パイ皮のできあがり）。次に完熟バナナをパイ皮の上に隙間《すきま》がないように並べる。モモ（またはほかの果物）と冷凍バナナをミキサーにかけてアイスクリーム状にしたものをその上に広げる。さらにカシューナッツとパイナップルジュースをミキサーにかけてクリーム状にしたものを、その上に広げ、冷凍庫で2～3時間冷やして固める。パイの中央にバラかガーベラの花を置き、その周りをイチゴ、キウイで飾る。

（注4）**【スムージーの作り方】**

★ストロベリースムージー

リンゴジュースまたはオレンジジュース（絞りたて）1カップ、バナナ（冷凍）1〜2本、イチゴ（冷凍）1カップ。以上の素材をミキサーにかける。

★アーモンドミルクをベースにしたスムージー

アーモンド（生のものを二時間からひと晩水に浸したもの）30gを、熱湯に2分浸して皮を剝き、ミキサーにかけて粉にする。水1カップ、デーツ（ナツメヤシの実）1粒またはメープルシロップ小さじ½、バニラエッセンス数滴を加えて数分攪拌する。これをベースに、冷凍した果物（バナナ、モモ、イチゴ、柿、ブルーベリー、マンゴー、パパイヤなど）を加えてミキサーにかけると、いろいろなスムージーができる。

★ベリーリッチスムージー

アーモンドまたはカシューナッツあるいはヒマワリの種（生のものを二時間からひと晩水に浸して発芽させたもの）30gをミキサーにかけて細かくする。次にオレンジジュース1カップ、バナナ（生または冷凍）1本を加えて滑らかになるまで（1〜2分）攪拌する。

果物は人間にとって、デザートではなく、この世で最もすばらしい主食となり得る食べ物です。子供は大人以上に早く、その魅力に気がつくはずです。そして第9、10章でご紹介するように、果物の食べ方にはみなさんが思っているよりはるかに多くの方法があるのです。野菜（特に緑葉野菜）は、私たちの体を病気から守ってくれる強力な味方です。野菜嫌いの子供に育ててしまうと、その後さまざまな病気で苦しむことになります。

穀類、イモ類、豆類、木の実、種子類はすばらしい凝縮食品（タンパク質、デンプン質、脂肪が多く含まれている食品）です。重量当たりのカロリーが果物以上に高いために、少量で高カロリーを得ることができます。胃の小さい子供にとっては、最適な高カロリー食品です。

ただし第3章で述べたように、白く精製された穀物にはカロリー以外の栄養がありません。未精製の玄米や全粒小麦のパンや麺類《めんるい》に代えましょう。アワやヒエ、オートミール、大麦、**キヌア**（注5）、**アマランサス**（注6）などの雑穀《ざっこく》も栄養豊かな穀類ですから、積極的に利用してください。

（注5）南米アンデス地方に住む人々の主食穀物。アワ、キビに似た穀物で、米よりずっと栄養価が高い。

（注6）中南米原産のヒユ科熱帯植物。栄養価に富み、原地の人の主食穀物として利用されている。

生で無塩の木の実や種子類は、体にやさしい良質のタンパク質や、不《ふ》飽和《ほうわ》脂肪酸（オメガ3や6脂肪酸）の宝庫で、特に子供たちにとっては貴重な食品です。第8章では、豆類や木の実、種子類の意外でおいしい利用法も多数紹介しています。

◉果物は血糖値を上げない

「日本人の主食は米」と、人々は信じ込んでいますが、白米ご飯と果物を比較した表9（一五一ページ）をご覧ください。

一〇〇キロカロリーの白米ご飯とイチゴに含まれる炭水化物の量はほぼ同じですが、そのほかの栄養は、イチゴのほうが突出しています。**体に必要な栄養は果物から十分にバランス良くとることができる**のです。また、同カロリーのステーキと比較してみても（同じく表9）、やはり果物のほうがすぐれています。

果物と、果物以上にミネラルを多く含む緑葉野菜を豊富にとる献立をつくれば、食事はさらに完璧《かんぺき》なものになります。

果物は、文字どおり、究極のエネルギー食品、かつ完璧なファストフードで、街にあふれるハンバーガーやホットドッグ、ピザ、フライドチキンなどは、その足元にも及びません。私たちの食事やおやつとして、積極的に利用すべき食べ物です。

日本人はいまだに「果物は血糖値を上げる」「太る」「体を冷やす」などといった、誤《あやま》った情報にとらわれているため、果物を敬遠しています。国民一人当たりの摂取量は、ギリシャの三〇%にも満たず、世界ランキング第三八位という情けない状態です。

このような誤った情報は、科学的な根拠がまったくありません。果物は血糖値を上げることもなければ、体を冷やすことも、太らせることもないのです（詳細は拙著『常識破りの超健康革命』をご参照ください）。

果物は正しく食べるかぎり（二五一ページ、表A参照）、問題を起こすようなことにはなりません。果物に関する正しい知識がないために、この世で最も健康維持と病気予防に役立つ食べ物を利用しないのは、日本人の最大の悲劇です。

(表9) 各種果物と白米ご飯、サーロインステーキの栄養比較

(各100キロカロリーに含まれる量)

	イチゴ	リンゴ	ミカン	バナナ	白米ご飯	サーロインステーキ
タンパク質 (カロリー中の%)	2.64g (10.56%)	0.37g (1.50%)	1.52g (6.08%)	1.28g (5.12%)	1.49g (5.95%)	2.83g (11.3%)
脂質	0.29g	0.19g	0.22g	0.23g	0.18g	9.32g
炭水化物	25.0g	27.0g	26.1g	26.2g	22.1g	0.07g
ナトリウム	ごく微量	ごく微量	2.17mg	ごく微量	0.60mg	7.46mg
カリウム	500mg	203.7mg	326.1mg	418.6mg	17.3mg	43.9mg
カルシウム	50.0mg	5.56mg	45.7mg	6.98mg	1.79mg	0.66mg
マグネシウム	38.2mg	5.56mg	23.9mg	37.2mg	4.2mg	2.85mg
リン	91.2mg	18.5mg	32.6mg	31.4mg	20.2mg	24.1mg
鉄	0.88mg	ごく微量	0.43mg	0.35mg	0.06mg	0.18mg
亜鉛	0.59mg	ごく微量	0.22mg	0.23mg	0.36mg	0.68mg
銅	0.15mg	0.07mg	0.07mg	0.10mg	0.06mg	0.01mg
カロチン	52.9μg	38.9μg	2173.9μg	65.1μg	0μg	ごく微量
ビタミンE	1.18mg	0.37mg	0.87mg	0.58mg	0.06mg	0.13mg
ファイトケミカル	非常に多い	非常に多い	非常に多い	非常に多い	ほとんどなし	0
抗酸化物質	非常に多い	非常に多い	非常に多い	非常に多い	ほとんどなし	0
ビタミンB_1	0.09mg	0.04mg	0.22mg	0.06mg	0.04mg	0.01mg
ビタミンB_2	0.06mg	0.02mg	0.07mg	0.05mg	0.006mg	0.03mg
葉酸	264.7μg	9.26μg	47.8μg	30.2μg	2.98μg	1.3μg
ビタミンC	182.4mg	7.41mg	69.6mg	18.6mg	(0)	0.22mg
食物繊維	4.12g	2.78g	2.17g	1.28g	0.30g	(0)
重量	294.1g (約30粒)	185.2g (3/5個)	217.4g ($3\frac{1}{4}$個)	116.3g ($1\frac{1}{5}$個)	59.5g (茶碗半分)	21.9g

※(0)は推定値

(『五訂食品成分表』2002年より算出)

- ●必要なタンパク質……エネルギー所要量の5%(母乳に含まれるタンパク質と同量)
- ●ほとんどの果物のタンパク質量……カロリーの5〜10%(リンゴは1.50%)
- ●緑葉野菜のタンパク質量……カロリーの46〜54%(ステーキは11.3%)

(2)このプログラムをすすめる三つの理由

最近、欧米社会ではベジタリアンへ転向する人が増えてきています。ベジタリアンはもはや、新しもの好きのニュートレンドではなく、一つのウェイ・オブ・ライフ（生き方）として、着実に定着しつつあります。この食事がすぐれている理由として、まず第一に、私たち人間の体の機能・構造上、「自然の法則」に基づいていること、二番目に、生命力の源である太陽エネルギーを豊富に与えてくれること、そして三番目に、体が必要とする（病気予防・症状改善・健康増進のための）栄養をすべて与えてくれ、しかも病気を引き起こす要因となるものを含まないからです。これらについてもう少しくわしく説明しましょう。

❶「自然の法則」に合致

私たち人間は自然界にあるさまざまな食べ物を食べることによって、その生命が維持されています。さもなければ私たち人類はとうの昔に消滅していたに違いありません。

車は灯油でも動くことは動きます。しかし、やがて不完全燃焼のためにエンジンはススで詰《つ》まり、パーツは摩滅し、車の寿命は車に適した燃料（ガソリン）を使う場合よりもずっと短くなってしまうことは、誰にでも容易に想像がつきます。

私たちの体もまた同様のことがいえます。「果食動物《フルータリアン》」としての遺伝子を持つ人類の体は、「自然の法則」が「最も健康な状態で生きていくのにふさわしい」と定めている食べ物を食べていれば、ベストコンディションが維持されます。

その食べ物とは、新鮮な生の果物、野菜、木の実や種子類、イモ類、全穀類、豆類や豆腐、海藻、スプラウツ（発芽類）などといったプラントフードなのです。

これらの食べ物のなかで、最も重視されるべきなのが、何といっても**新鮮な生の果物**です。それは私たちの体にとってベストのエネルギー源（炭水化物）だからです。

そして次に重要なのが**緑の濃い野菜**です。それは、遺伝子的に消化器官の構造や生理機能がまったく同じであるチンパンジーの食事を見れば明らかです。彼らの食事の五〇％は果物、そして四〇％が緑の濃い草や葉なのです。

自然界にいる動物たちは、本能的にそのアイデンティティーを知っていて、「自然の法則」が定める自分たちの食べ物以外のものはけっして口にしません。

その結果、彼らは、私たち人類を悩ませているような病気（ガンや心臓病、脳卒中、糖尿病、骨粗鬆症《こつそしょうしょう》など）になることはありません。彼らは亡くなる直前まで健康でいて、その寿命を全《まっと》うしていくのです。事故の場合を除けば、その死因は一〇〇％老衰です。

一方、人間に飼われているペットを見れば、野生動物との差は一目瞭然《りょうぜん》です。ペットの犬や猫は、缶詰やドライのペットフードという人工的なものを食べさせられ、なかには飼い主の趣味で、ケーキやチョコレートまで食べさせられ、しょっちゅう病気をしています。

かけがえのない子供たちに、ペットの犬や猫同様の「自然の法則」に反した食べ物を食べさせ、病気の原因を根づかせるようなことをしてはならない、ということを私たちは深く認識すべきでしょう。

❷太陽エネルギーの恩恵

プラントフードは生命力の源ともいわれる太陽エネルギーの宝庫です。生き物は太陽なしには生きられません。太陽がなければ、この世は闇《やみ》です。闇の世界には、植物も動物も生息していくことはできません。

オタマジャクシは太陽の光を浴びないとカエルになることはできませんし、植物も太陽の光を受けないと、実を結び、その子孫を代々残していくことができません。私たち人間もまた、太陽なしには健康で生き長らえていくことはできないのです。

しかし私たち人間を含めて動物は、体が必要な量の太陽エネルギーを直接十分吸収することはできません。そこで太陽との媒体として、植物を利用しています。太陽の光を吸収し、果物として、緑葉野菜として、種子として、根として、太陽エネルギーを中に蓄《たくわ》えることができるのは、唯一《ゆいいつ》緑の葉を大きく広げている植物だけです。

なかでも新鮮な生の果物や緑葉野菜は、太陽エネルギーのすばらしい運び手です。「生命エネルギー因子」と呼ばれるこの太陽エネルギーは、微少の振動性の力を発散しており、特殊なセンサーで測定することができます。生の果物と野菜は、食べ物のなかで最も高エネルギーの波長を放出しています。

一方、肉や乳製品をこのセンサーで測ってみると、太陽エネルギーを察知することさえできません。私たちは**動物性食品からは、生命力あふれる太陽の生命エネルギー因子を受け取ることはできない**のです。私たちにとって、**果物と野菜は自然が与えてくれた最もすばらしい食べ物**です。

❸必須栄養素の供与

プラントフードはコレステロールをまったく含まない低脂肪食品で、健康を維持し、病気を予防・改善していくうえで、欠かすことのできない栄養をすべて含んでいます。そればかりか、動物性食品のように、コレステロールや高飽和脂肪、高タンパク、尿酸、サルモネラ菌やカンピローバクター菌、O-157大腸菌、プリオンなど、病気の要因となる有害物質を含んでいません。

また、食物連鎖のいちばん低い位置にあるため、農薬、環境汚染物質、抗生物質、ホルモンなどの量も最低限に抑えることができます。しかも、動物性食品には含まれていない栄養成分（食物繊維、抗酸化物質、ファイトケミカル類など）の宝庫なのです。

このほかプラントフードに含まれる栄養には、ヘルシーな炭水化物（果物）やタンパク質（植物タンパク）、必須脂肪酸（オメガ3や6などの不飽和脂肪酸）、ビタミン、ミネラル、酵素、豊富で純粋な水（果物・野菜）などがあります。

食物繊維は健康を維持し、病気を予防・改善していくうえで非常に重要な役割を果たしています。水溶性繊維（果物や豆類、カラス麦などに含まれる繊維）には、コレステロール値や血糖値を下げたり、ガンを予防したりする効果があり、また非水溶性繊維（果物、野菜、全穀類に含まれる繊維）は、消化器官が正しく働くように保つのを助けることによって、便秘を予防し、大腸ガンのリスクを減らす効果があるほか、腸内の有用菌によって分解され、そこから強力な抗酸化物質で免疫機能を高めたり、ガンを予防するのに役立つ短鎖《たんさ》脂肪酸が製造されることが明らかにされています。(＊20)

食物から取り出された一種類の食物繊維をパンやビスケットを焼くときに混ぜて利用しても、ガン予防の効果はありません。食物繊維はバラエティーに富んだものを、新鮮な生の果物や野菜、精製されていない全穀類から摂取する必要があります。

ビタミンC、E、セレニウムなどの抗酸化物質は、私たちの強力な味方です。フリーラジカル（活性酸素）が細胞を傷つけるのを防いでくれるからです。細胞膜が傷つけられると、細胞の中の遺伝子であるＤＮＡやＲＮＡが、ガン細胞やそのほかの有害な物質に攻撃されることになってしまいます。

果物や野菜に豊富に含まれる抗酸化物質は、私たちをガンから守ってくれる強力な味方ですが、現在、**日本人の新鮮な生の果物や野菜の摂取量は、極端に不足**しています。ガン細胞は、動物性食品や加熱調理したもののなかで、活発に増殖していきますが、新鮮な生の果物や野菜のなかでは生き長らえることはできません。

ガンであることを宣告された人々でさえ、新鮮な生の果物と野菜、木の実、種子類、スプラウツ（発芽類）だけの食事にすると、組織が致命的に傷ついていないかぎり、ガンを克服することも可能です。

ガンを告知される人の九〇%はおおかたこのタイプです。ガンから回復できないのは、強烈な薬と壮絶な治療によって、組織に致命的なダメージを与えてしまうからです。

ファイトケミカル類は、その植物固有の色素や香り、フレーバーのもととなる化学物質で、植物自体を太陽による強烈な紫外線や環境汚染物質、さまざまな外敵（害虫、カビ、バクテリアなど）から守っているものです。

この物質は、私たちの細胞を活性酸素やガン細胞の攻撃から守り、あるいはガン細胞の増殖を妨げ、炎症を抑え、感染症を予防するなどの活動によって、私たちをガンや心臓病、脳卒中、糖尿病、アルツハイマー病などから守ってくれることが近年明らかになっています。(*21)

スイカやトマトを赤く色づかせるリコピン、ニンジンやカボチャをオレンジにするベータカロチン、ブルーベリーを青紫にしているアントシアニン、キャベツやブロッコリーを緑にしているイソチオシアネートやルテインなどは、ほんの一例です。

トマトやスイカの赤い色素リコピンは、前立腺《ぜんりつせん》ガンや、乳ガンの予防効果があることで、注目されています。

ニンジンに含まれるオレンジ色の色素で、強力な抗酸化力を持つベータカロチンは、およその六〇〇種もあるといわれるカロチノイドの仲間です。

ブルーベリーやイチゴなどのベリー類、サクランボ、赤ピーマンなどに含まれるアントシアニンは、加齢に伴う病気、ガン、心臓病、糖尿病、骨粗鬆症、アルツハイマー病の予防や、目を健康に保つ効果があることが明らかにされています。

リンゴに含まれる抗酸化力の強いさまざまなフェノール系ファイトケミカル類は、ガン、心臓病、脳梗塞《のうこうそく》、糖尿病を予防し、肺機能を高める効果が抜群です。

実は、リンゴは、緑茶以上にガン予防効果があります。**「リンゴ一個は医者いらず」**という英語の諺《ことわざ》は真実であり、五〇〇年前のイギリスでは、「リンゴ一個は、医者を乞食《こじき》にしてしまう」と言っていたそうです。

リンゴ一個の中には私たちを病気から守るのに役立つ化学物質（ファイトケミカル類）が、少なくとも一五〇種以上含まれているのですから、それも納得です。

日本にもまた、「柿が赤くなると、医者が青くなる」という諺があります。柿にはコレステロール値を下げ、動脈に脂肪のプラク（脂肪系付着物）が形成されるのを阻止するのに役立つ食物繊維や、抗酸化物質がリンゴの二倍も含まれるばかりか、血圧をコントロールするのに役立つカリウム、カルシウム、マグネシウムも豊富に含まれています。心臓病や脳卒中の予防に役立ち、ビタミンCやマンガン、鉄も豊富と、病気予防、免疫力強化、健康増進の要素が三拍子も四拍子も揃《そろ》っているのですから、この諺も真実であることが、科学的にちゃんと証明できるわけです。

緑葉野菜に含まれるサルフォラフェーンや、イソチオシアネート、ルテインなども強力な抗ガン作用のあるファイトケミカル類です。

そのほか植物に含まれるファイトケミカル類は無数で、今日わかっているものは、ほんの一部にすぎません。これらのファイトケミカル類は、動物性食品には含まれていないのです。

以上のようにプラントフードは、体重や血圧、血糖値、コレステロール値、中性脂肪値、尿酸値をヘルシーな値に保ち、心臓病、脳卒中、ガン、糖尿病など、生活習慣病を予防するばかりか、子供の脳細胞の働きを活発にし、IQを高めていくのにも役立つ強力な味方です。

一九八八年の米国栄養協会ポジションペーパー（立場表明文書）は、「肉を食べない人々は、大腸ガンが少ないばかりか、心臓病、肥満、成人型（Ⅱ型）糖尿病、高血圧、骨粗鬆症、腎石《じんせき》、胆石《たんせき》、憩室《けいしつ》、乳ガン、肺ガンも少ない」と述べています。ベジタリアンは肉食者より七～一〇年、ヴィーガン（徹底したベジタリアン）は一五年長生きすることも、この研究が証明しています。(＊22)

また日本の栄養士のほとんどと、そしてたいていのお母さんたちが、貧血＝鉄不足＝肉や魚、卵の摂取不足、として捉《とら》えています。

本来私たちの体は、鉄の九五％をリサイクルしているので、食事から補わなければならない分はわずか五％です。それは植物性食品から十分に摂取できる量なのですが、そのようなことは知らされていません。

鉄が不足してしまう本当の理由は次の三つです。

(1)腸内汚染による吸収不足
(2)牛乳による鉄の吸収妨害
(3)緑葉野菜の摂取不足

【ビタミンB_{12}について】

プラントベースの食事にはこのビタミンは含まれていませんが、私たちの消化器官では、腸内に棲《す》むバクテリアが、このビタミンをつくっていますし、数年間蓄えておくことができます。

ただし、腸内が汚染されているため、バクテリアがこのビタミンを十分に製造していなかったり、また、このビタミンがうまく腸壁から吸収されていかなかったり、消化障害があったり、また胃の手術によってこのビタミンを吸収するために必要な内因子《ないいんし》と呼ばれる糖タンパクの分泌量が不足していたりすると、吸収不全のために欠乏することがあります。

一般に、ベジタリアンの食事にはビタミンB_{12}が含まれていないため、ベジタリアンと聞くだけで、医師は血液検査もせずに、ビタミンB_{12}不足を補うために、動物性食品やサプリメントをとるようすすめるかもしれません。

人によっては不足してしまう人もいるので、そのときはビタミンB_{12}が強化されたシリアルや豆乳、あるいはサプリメント（週一回程度）で補ってください。

しかし、欠乏症は、肉食者やマクロビオティック（食事療法の一種）のような、主に加熱調理食品をとっている人々に対していえることであって、新鮮な生の果物や野菜、木の実や種子類など、加熱調理していないものを正しい組み合わせで豊富にとっている人たちが欠乏症になる例はほとんどありません。

第7章

乳児にすすめるベストの食事（誕生～六か月）

牛のミルクはあくまでも子牛のためのミルクであり、人間の赤ちゃんは母乳で育てるのが生物学の法則である。

――ロバート・メンデルソン（医学博士）

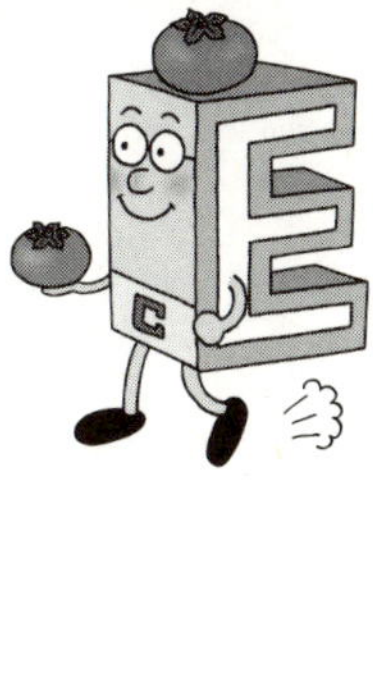

(1) 母乳にまさる食べ物なし

新生児から生後六か月までの赤ちゃんにとって、**最も理想的な食事は母乳**です。どんな動物のミルクも、その動物の赤ちゃんが成長していくのに必要なものを、最も完璧《かんぺき》に満たすことができるようにつくられています。そして、それは人間にとっても当てはまります。母乳こそは、ヒトの赤ちゃんにとって、自然が与えてくれた完璧な食べ物であることは、何百万年もの長い歴史の試練に耐えてきたことが証明しています。

米国小児科学研究所は、「母乳は赤ちゃんの最善の成長と発育に必要な栄養を十分に与えてくれる」として、**初めの六か月は母乳だけで育てる**ようすすめています。(＊23) また、WHO(世界保健機関)やユニセフも、「子供が健康的に成長し発育するための理想的な食べ物を与える最良の方法は、母乳を与えることである」として、母乳で育てることをすすめています。(＊24)

母乳で育てることは、乳児期の赤ちゃんの健康的な発育や成長ばかりか、その子の生涯にわたり肉体的・精神的健康に影響を与えるため、その重要性は、いくら強調してもし足りないほどです。

最近では母乳で育てることが重視される傾向になってきているとはいえ、粉ミルクを避けるべき理由について、産婦人科医や小児科医たちはまだ母親たちに十分な教育をしているとはいえません。

大切な赤ちゃんと自分自身の健康を守るためには、自分で正しい情報を収集し、身につけていくほかはないのです。

母乳で育てることの利点は、非常にたくさんありますが、要約すると次の一〇項目に絞られます。

❶乳児の免疫機能強化

授乳を始めると、数日の間、ミルクに先だって初乳と呼ばれる黄色っぽい液が分泌されます。これはあとから出てくるミルクに比べ、タンパク質が五～六倍も多く、炭水化物と脂肪はその半分しかありません。

赤ちゃんにとっては消化しやすい物質で、免疫要素に富み、肺炎ほかさまざまな炎症に関与するバクテリアやウィルス、イーストなど、赤ちゃんの健康を脅《おびや》かすものから守ってくれるものです。

初乳のあとに分泌されるミルクにも、白血球細胞、抗体、ホルモンなどを含む抗感染性の特性を持つ免疫成分が含まれています。母乳で育てられる赤ちゃんは、授乳のたびに、これらの免疫成分が与えられるのです。そのため、母乳で育った赤ちゃんは、アトピーやジンマシンなどの湿疹《しっしん》、喘息《ぜんそく》などのアレルギー反応や感染性の病気を起こすことがあまりありません。

『米国医師会ジャーナル』は、一万六〇〇〇人を対象にしたヨーロッパでの研究から、母乳で育てた赤ちゃんのグループは、粉ミルクで育てた赤ちゃんのグループより、腸の感染症や発疹《ほっしん》（アトピー性湿疹、ジンマシンなど）が著しく少なかったことを明らかにしています[＊25]。

また、母乳で育った子供は耳の炎症やリンパ腫《しゅ》、クローン病（発熱、腹痛を伴う慢性の下痢症状）ほか、腸のトラブルなどもずっと少なくなっています[＊26]。

❷脳神経系の発育の助長

母乳は脳神経系の発育を助けます。研究者たちはその理由として、母乳に含まれる栄養成分が脳の発育に影響していることと、授乳の際の母親との肉体的心理的接触による恩恵をあげています[＊27]。

❸肥満予防

人間の母乳は、赤ちゃんの誕生時の体重が半年をかけて倍になるようにデザインされているのです。短期間に巨大な骨格の体に成長するようにつくられている牛のミルクを、人間の赤ちゃんに飲ませることは、あなたの車にロケット燃料を入れて走らせようとしているようなものなのです。

❹貧血予防

生後六か月以内に牛のミルクを与え始めると、子供は一二〜一五か月までに貧血になりやすいことを、多数の研究が証明しています。(＊28) その理由は、牛乳には鉄分が非常に少ししか含まれていないこと、牛のミルクは鉄の吸収を妨げること、そして牛のミルクタンパクに対するアレルギー反応として、腸壁から血液を失わせてしまうからです。母乳を与えていれば、貧血の心配はまったくありません。

❺汚染物質の摂取予防

牛のミルクには、乳牛が生まれて以来体内に溜《た》め込んできた環境汚染物質（ダイオキシン類、放射能）や、エサとともに与えられた抗生物質、ホルモンなどが含まれています。母乳は母親の乳房から直接赤ちゃんに飲ませるため、最も新鮮でピュアで健全であり、成分が変化するようなことはありません。

日本人女性のダイオキシン類濃度が高いのは、諸外国の女性たちと比べ、魚を多く食べているからです。本書のすすめに従えば、ダイオキシン類の問題は心配なくなります。

❻母子間の親密度強化

母乳は母親と赤ちゃんとの間に、永久に続く深い絆《きずな》をつくり上げていきます。そのため赤ちゃんが何を求めているのか、どんな様子か、母親は、粉ミルクを与える場合よりも早く読み取れるようになります。

❼母親の健康維持に貢献

母乳で育てることは、母親の乳ガンや慢性関節リウマチを予防したり、子宮がもとの形に戻るのに役立ったり、次の妊娠まで自然で理想的な期間を与えてくれたりと、母親の健康にとっても大いに役立ちます。

❽利便性に富む

哺乳瓶《ほにゅうびん》や乳首は不要なうえ、これらの消毒や後片付け、飲ませる分量の測定や適温にするなどの手間が完全に省けます。いつでも、どこでも飲ませることができ、瓶や乳首、粉ミルク、水などを持参する必要もありません。

❾何より経済的

母乳で育てれば、粉ミルクを買わずにすみますからお金がかかりません。また、子供が病気になる確率が少ないために、医療費もかからず、実に経済的です。

国際母乳支援団体（LA LECHE LEAGE）によると、六か月間粉ミルクで育てると、医療費が母乳で育てる場合の一六倍かかるといっています（＊29）。

❿地球にやさしい

牛のミルク生産には、土地や水など大量の天然資源が浪費され、放牧のために行なわれる森林伐採は、地球環境を傷つけるばかりか、そこに棲《す》む無数の動植物を絶滅させています。

また、牛から放出されるメタンガス、し尿排泄物《はいせつぶつ》、放牧に用いられる大量の農薬は、地球環境の汚染源となっています。母乳で育てることは、こうした環境汚染の助長に加担しなくてすむのです。

(2)粉ミルクは誰がすすめたか

母親が母乳育児か粉ミルク育児かを決断する際に、最も強力な影響を与えているのが小児科医です。

牛のミルクによる育児文化の確立に積極的に貢献してきたのは、小児科医と粉ミルクメーカーです。前出のロバート・メンデルソン博士は著書『医師の忠告に反して健康な子供を育てる方法』で、「小児科医たちは母乳育児の最大の障害となっている」と証言しています。

事実、多くの医師たちは、母乳で育てることの重要性を強調することもなければ、その理由をくわしく説明するようなこともありません。たとえ母乳育児がいいことは話したとしても、母乳と比較しながら人工ミルクの欠点について指摘し、母乳育児を熱心にすすめるような医師はあまりいないのが現状です。その理由は三つ考えられます。

まず、小児科医たちは栄養学に関する知識をほんの少ししか持ち合わせておらず、またほとんど関心がないからです。そのため、母親が母乳と粉ミルクではどちらがいいかという質問を受けると、たいてい「母乳がいちばんですが、粉ミルクも母乳とまったく同じくらい栄養的にすぐれた代替食品です」といった返事が返ってきます。

栄養的に見て母乳とまったく同じくらいすぐれた人工ミルクなど、この世には存在しません。

二番目の理由は、医師や病院のスタッフにとって母親に母乳育児の教育をすることは、時間がかかりたいへんだからです。母乳の重要性が見直されている最近の傾向を受けて、「母乳で育てるのがいちばんいい」と母親たちに言う一方で、「最近のミルクはかぎりなく母乳に近づいているから、柔軟に取り組んでみては」と言って、励ます代わりに、人工乳による育児をすすめてしまうのです。

三番目の理由は、小児科医や病院と粉ミルクメーカーとが密接な関係を保っているためです。粉ミルクメーカーは、自分たちの製品である粉ミルクを小児科医がお母さんたちにすすめるというシステムを築き上げてしまったのです。

粉ミルクメーカーの多くが、小児科医や病院へ無料サンプルを提供しています。これらのサンプルはそこから母親に渡され、当然のことながらそれを受け取った母親は、小児科医や病院がその製品を推奨しているものと考えることでしょう。

なかには粉ミルクメーカーが作成した体重の増加を示す「発育曲線」のグラフを見せ、母乳だけでは栄養が不十分だとして、粉ミルクとの混合授乳をすすめて、粉ミルクのサンプルと哺乳瓶のセットを与える医師もいるといいます。

ワルド・ネルソン博士はその著『小児科学教本（Textbook of Pediatrics）』の第7版で、日々の体重増加が強調されすぎていることを指摘しています。この誤《あやま》ったゴールに達成するため、医師は母親に粉ミルクが効果的であることをそれとなく示唆《しさ》し、母親は早期に粉ミルクの併用を始めてしまうというのです。

しかしネルソン博士は、「そのようなことをすると、母乳で育てようという試みは失敗に終わる。赤ちゃんにとっては、母親の乳房からよりも、ミルクボトルから飲むほうが楽だからだ」と警告しています。

ロバート・メンデルソン博士も小児科医や病院とメーカーとの関係を、次のように指摘しています。

「アメリカの小児科病院の経営が伸びているのは、主にこれらのメーカーから経済的支援を受けている結果であることが多い。彼らは長年、小児科医たちを無給のセールスマンとして使ってきたのだ」

(3)母乳と同じものはつくれない

メンデルソン博士は次のようにも述べています。

「牛のミルクと母乳ではその組織の成分が異なっている。それぞれの種族のミルクは、その種族の乳児が発育するのに必要な栄養条件を満たしているのであって、哺乳類同士であっても、たとえば子牛に豚の乳を与える（異種授乳を行なう）と、病気になって子牛が死んでしまうことがよくある」

牛のミルクは母乳とはまったく違うのです。母乳は特に人間の乳児の成長と健康増進のためにつくられており、表1（三三ページ参照）が示すように、タンパク質やナトリウムが少なく、不飽和《ふほうわ》脂肪酸、炭水化物、ビタミンCが多く含まれています。

また、子供の成長に合わせて、タンパク質の量も自動的に変化していきます。粉ミルクのメーカーは母乳に近づけるため成分の調整をしていますが、いくら科学技術が発達しても、人間の力では母乳の中に含まれる多くの物質と同じものをつくりあげることはできません。

もちろん、粉ミルクでも新生児の生命を支えていくことはできます。しかし、それでもなお粉ミルクは、母乳の代用品とはなり得ないのです。そもそも、**粉ミルクには母乳のように生きた成分が含まれていません。**死んでいるのです。

先にお話ししたように、母乳には母親の免疫成分が豊富に含まれていますが、粉ミルクにはまったく含まれていません。また、粉ミルクは製造過程で加熱殺菌されているため、ミルクの消化吸収に必要なリパーゼやアミラーゼなどの消化酵素が失われてしまっているのです。

ＩＢＦＡＮ（International Baby Food Action Network＝国際乳児食活動ネットワーク）という組織は、ネスレほか粉ミルクのメーカーが、粉ミルクは母乳よりすぐれているとして宣伝するのは、ＷＨＯにより定められているマーケティングに関する国際法に違反しているとして激しく非難しています。(＊30)

(4)母乳以外のものを与えてはいけない

母乳には新生児に必要な免疫成分（免疫グロブリン）が豊富に含まれています。赤ちゃんの免疫システムが完全に発達するまでの間、自然は非常に賢い方法で、赤ちゃんに母親の免疫システムの働きが利用できるようにしてくれているのです。

すなわち、赤ちゃんの腸は、意図的に「浸透性のよい構造」になっていて、母乳に含まれる母親の免疫成分が、腸内で消化されずに腸壁から吸収されていき、その結果、赤ちゃんは母親の免疫機能の恩恵を受けることができるのです。

赤ちゃんの腸のそうした傾向は六か月以降次第に減少していきますが、免疫機能が完全に発達するまでには二年かかります。生後二年を経過すると、免疫システムがつくりあげられるため、腸壁の細胞と細胞の間はきつく締まるようになります。免疫グロブリンは腸内でこわされ、各々のアミノ酸に分解されるようになるため、もはや母乳からの恩恵をあまり受けられなくなります。

生後六か月の間に母乳以外のもの（牛のミルクや重湯《おもゆ》のような穀類など）を与えると、赤ちゃんはアレルギーを起こしたり、病気になったりします。赤ちゃんの浸透性のいい腸は、これらに含まれるタンパク質を完全に消化しないうちに腸壁から吸収してしまいます。体はこれを異物として捉《とら》えて抗体をつくるため、アレルギーを引き起こすリスクが増えていくのです。

初めてお母さんになった女性は、初めのうちは、お乳が張って不快でいたたまれなくなり、粉ミルクに代えたいと思うかもしれませんが、赤ちゃんと自分自身の健康のために、辛抱強く待つことです。

二～三週間もすれば、赤ちゃんにとって必要なミルクの量がわかるようになり、体は必要以上のミルクをつくり出すことはなくなります。やがて授乳は生活の一部として、抵抗なく受け入れることができるようになるでしょう。

(5)赤ちゃんの健康は母親の食生活が決める

授乳中のお母さんの食事は、赤ちゃんの健康に大きく影響していきます。お母さんの食べているものが、赤ちゃんにも与えられるからです。

ヘルシーな食べ物も、有害な物質もすべて、母乳の中に浸透していきます。清涼飲料やお菓子類に含まれるサリチル酸や砂糖ほかの甘味料（コーンシロップ、ハチミツ、アスパルテームなど）、唐辛子やカレーなどの香辛料は、赤ちゃんに消化不良、疝痛《せんつう》、下痢、オムツかぶれほかのトラブルを引き起こします。

アルコールやニコチン（タバコ）、それからアスピリン、フェノバルビタール（鎮静剤）、カラカス（緩下剤《かんげざい》）、臭化カリウム（鎮静剤）、硫酸ナトリウム（下剤）などの薬類は、赤ちゃんにとっても有害です。

動物性食品や塩、コーヒー、チョコレートは、母乳のカルシウムレベルを大幅に減らしてしまいます。コーヒーはまた、赤ちゃんの神経を興奮させてしまいます。

さらに強調しておきたいことがあります。それは、授乳中の食事として現在一般にすすめられているものは、けっして理想的なものとはいえないということです。

すでに見てきたように、肉、魚、牛乳・乳製品などの動物性食品は、高脂肪、高タンパクで有害な代謝副産物を体内にたくさんもたらすばかりか、食物連鎖の頂点にあるため、動物性食品をとると、動物たちがその生涯にわたって溜め込んできた有害な環境汚染物質をも取り込んでしまうことになります。

授乳期間中の女性にとってベストの食事は、ほかの時期と同様、やはりプラントベースの食事です。授乳のために必要な栄養は、新鮮な果物や野菜、木の実や種子類、豆類（豆腐、納豆、**テンペイ**（注）も含む）、イモ類、全穀物、海藻、スプラウツ（発芽類）から、すべて得ることができます。

（注）納豆に似た大豆の発酵食品。インドネシアの伝統食として人気。

高脂肪、高タンパクの肉や魚、乳製品や、砂糖、精製穀物などは必要ありません。もちろん授乳中は、木の実や種子類、豆類からタンパク質をふつうの女性以上にとることが必要です。また、妊娠中ビタミンB_{12}値が低かった女性は、週一度サプリメントで補うか、週に一回程度、お刺身か卵黄をとるといいでしょう。

カルシウム補給のために牛乳やチーズをとる必要はまったくありません。ホウレンソウや小松菜、春菊、カブの葉、アシタバ、セリ、ターサイ、ブロッコリー、ケール、高菜、カラシ菜、チンゲンサイなどの緑葉野菜は、乳製品よりずっと吸収しやすいカルシウム源です（赤ちゃんが疝痛質の場合は、最初の四か月はブロッコリーやカリフラワー、キャベツといったアブラナ科の野菜は避けるようにします。赤ちゃんの消化器官内でガスを発生させ、腹部の不快感が原因で赤ちゃんが疝痛質になる、と考えられているためです。

また、ゴマ、ヒジキ、豆類もカルシウムの宝庫です。野菜類はカルシウムのほかにミネラル、ビタミン、抗酸化物質、ファイトケミカル類、食物繊維なども豊富に含んでいますが、乳製品にはこれらのものがまったく含まれていないのです。

ホウレンソウ、小松菜、春菊（葉の部分）、ケール（葉の部分）などは、生のまま小さくちぎってサラダにしたり、あるいは軽く蒸しておひたしやゴマあえにします（ゴマあえは柑《かん》橘《きつ》類《るい》の絞り汁と少量の減塩醤油《しょうゆ》であえます）。

または、多重層鍋《なべ》に、ニンニクのみじん切り、緑葉野菜、ごく少量の水（または野菜スープ）を合わせて火にかけ、沸騰したら火を止め、少量の減塩醤油で味付けします。

あるいは、少量の水とともに蒸し煮にし、沸騰したら火を止め、万能ネギと生姜《しょうが》のみじん切り、減塩醤油少々で味付けしてもいいですし、スライスしたタマネギ、少量の水とともに火にかけ、沸騰したら火を止め、オレンジジュース（絞りたて）と少量の減塩醤油で味付けするなど、レシピは無限です。

ほかの緑葉野菜も同様に調理できます。あるいは軽く蒸して、ドレッシングやディップをかけたり、スープや味噌汁《みそしる》に入れたり、と利用法をいろいろ工夫してみてください。

赤ちゃんを粉ミルクで育てていなくても、母親が牛乳やチーズを摂取すると、そのタンパク質分子が完全に分解されないまま消化器官から血液中に入り、母乳を通して赤ちゃんの体内にたどりつき、アレルギー反応や疝痛を引き起こすリスクが高くなります。

子供をアレルギー体質にしたくなかったら、また、両親のどちらかがアレルギー体質の場合には、母親は**動物性食品をいっさいとらないベジタリアン（ヴィーガン）**になることをおすすめします。

両親ともにアレルギー歴のある場合は、赤ちゃんがアレルギー体質になるリスクがいっそう高くなります。アレルギーのない健康な子供を望むのなら、両親ともに妊娠前から正しい食事をすることが肝心です。

【母乳の出が悪いときの対応策】

九五％の女性は授乳可能です。母乳がたくさん出なかった場合には、もっと頻繁に授乳をしてみることです。頻繁に授乳をすればするほど、母乳が多く出るようになります。

また、水分の豊富な果物をたくさん食べるようにするのも効果的ですが、それでもまだ母乳の出が悪いとしたら、それは母親の栄養摂取が不十分だったり、ストレス過多、睡眠不足などが原因です。

まず、食事の改善に努めましょう。緑葉野菜を豊富にとるよう心がけます。緑葉野菜は少量のリンゴとともにジューサーにかけると飲みやすくなり、大量にとれます。

次にストレスを溜めず、睡眠を十分にとり、毎日適度な運動（速歩など）をすることです。仕事のことで頭がいっぱいだと、母乳の出が悪くなってしまいます。

特にワーキングマザーはこれらの点に気を配るべきです。そうすれば、赤ちゃんを健康に育てていくうえで必要な量の母乳は分泌されます。赤ちゃんの安定した体重増が確認できれば、それが赤ちゃんに母乳が十分与えられているという証拠となります。赤ちゃんの体重が減るようなことがあった場合には、すぐに医師に相談してください。

食事やライフスタイルをヘルシーなものに改善しても母乳が出ない場合、あるいは母親が薬を使用していたり、なんらかの感染症にかかっていて、赤ちゃんに感染する恐れがあるなどといった場合、ベストの選択は「豆乳ベースの粉ミルク」です。

このタイプのものを利用すれば、粉ミルクによる牛のミルクタンパクが引き起こす多くの問題は避けることができます。

豆乳ベースの粉ミルク（調製粉末大豆乳）は、和光堂から「ボンラクトｉ」という名称で出ています。

なお、シェルトン博士は、豆乳ベースの粉ミルクでもアレルギーを起こす場合があり、そんなときには、アーモンドやカシューナッツなどでつくったミルク（二〇二ページ参照）と、果物のジュースとを併用することをすすめています。

(6)おすすめは果物のジュース

多くの育児書が、生後二か月頃から、少量の果汁を与えることをすすめています。シェルトン博士は、「母親が健康で母乳が十分に出るのであれば、初めの一年は母乳だけで十分だが、もし母乳が十分でない場合、生後二週間目から、果物のジュースを加える」ことをすすめています。

ジュースは絞りたてでなければなりません、市販のものは加熱殺菌されていて、命がないからです。命がないものは、酵素が失われています。赤ちゃんはこのようなものを利用することはできません。

初めはスプーン一杯を二~三倍の水(注)で薄めて与えます。次第に量を増やしていき、生後三か月では一〇〇~一二〇㎖、六か月では二〇〇㎖程度与えるようにします。

(注)水は蒸留水、あるいは逆浸透膜式浄水器やアルカリイオン整水器でつくった水がベストです。なければフィルターを通した水かボトル詰めの水をいったん沸かして冷ましてから使います。

ジュースの素材には、スイカ、メロン、モモ、リンゴ、ナシ、ブドウ、ネクタリン、スモモ、プラム、ソルダム、アンズ、パパイヤ、マンゴー、パイナップル、イチゴ、ブルーベリー、サクランボ、ミカン、オレンジ、グレープフルーツ、トマトなど季節のものを使います。特にスイカは赤ちゃんの消化器官にとって受け入れが容易にでき、夏の間は最もピュアな水として、そして天然のナトリウム源として役立ちます。

柑橘類は、赤ちゃんに最初に与えるフルーツジュースとしては選ばないようにします。子供がアレルギー体質だった場合には、ほかの果物よりも、ややアレルギーを引き起こす可能性が高いからです。そして、様子を見て少しずつ与えていきます。私の友人のなかには、生後一年を経過するまでは与えなかった人もいます。今日、よく耳にする「食物アレルギー」は、その食べ物が、その赤ちゃんに向かないからではなく、その食べ物を赤ちゃんに与えるのが早すぎたことが原因です。

赤ちゃんがその食べ物に対してアレルギー体質なのではなく、まだその食べ物を完全に分解するための消化酵素を持っていないのです。

赤ちゃんはまだ消化できない食べ物を与えられると、本能的に拒否します。そんなときは、どんなに体にいい食べ物であっても、無理強いするべきではありません。

赤ちゃんの消化器官に受け入れ態勢が整えば、赤ちゃん自身が知らせてくれます。無理強いすると、未消化の物質が「浸透性がよい構造にできている腸壁」から血液中に吸収され、アレルギー反応を起こすことになるのです。

(7)離乳はいつから始めるべきか

離乳はけっして急ぐべきではありません。「長く授乳をしていると独立心がつかない」といわれたりしていますが、それは真実ではないようです。

赤ちゃんに離乳の準備ができていないうちに、母親の意思で離乳をさせてしまうのではなく、自然界の動物たちと同じように、赤ちゃんに不安感を与えず、自然のペースで離乳をさせていくほうが、赤ちゃんにとって幸せで、独立心のある子供に育つことを証明している研究もあるのです。

四か月から六か月の間も、母乳にまさる食事はありません。この時期はまだ赤ちゃんの消化器官は固形食を受け入れられるように十分発達していません。消化酵素も揃《そろ》っていないのです。

今の母親たちは離乳を急ぎすぎ、赤ちゃんの未熟な胃腸に早くから食べ物を与えて無理な負担をかけている傾向がありますが、これは母乳の出が悪いために離乳を早めてしまうかもしれません。

なかには生後二か月頃から離乳を始める人もいるようですが、離乳が早すぎたり離乳期に与えるものが間違っていたりすると、母子ともにあとで大きなツケを払わされることになります。**赤ちゃんの体は、最初の二年間は母乳だけでも育つようにつくられている**のですから、離乳はその間に徐々に行なっていけばよいのです。

生後四か月から六か月の時期に、**母乳と併用しておすすめしたいのが、果物のジュースと野菜ジュース**です。果物のジュースはたいていの赤ちゃんが生後二週間から受け入れることができます。

生後六か月では毎日一カップ程度の果物のジュースを、一回の授乳の代わりに飲ませるようにします。生後六か月近くになると、母乳からの鉄の供給量が低下してくるため、野菜ジュースは鉄分補給に最適です。

野菜ジュースは、緑葉野菜（サニーレタス、リーフレタス、小松菜、ホウレンソウ、ケールなど）と、少量の赤ピーマン、セロリ、キュウリ、ニンジン、ビートなどをジューサーにかけます。

緑葉野菜はすばらしい鉄の供給源です。そして赤ピーマンはビタミンCを、ニンジンはベータカロチンを、ビートは葉酸を、また、セロリは天然のすぐれたナトリウムを与えてくれます。

特に赤ちゃんが汗をかく夏の間は、キュウリはすばらしい水分補給源となります。ただし、ニンジンは炭水化物系食品で、四か月から六か月の赤ちゃんの消化器官ではまだ十分に消化できませんので、あまりたくさん使わないように注意してください。

赤ちゃんが飲みづらいようでしたら、リンゴを少量加えると飲みやすくなります。初めはスプーン一杯を水（蒸留水か湯冷まし）で二〜三倍に薄めて飲ませ、次第に量を増やしていき、赤ちゃんが欲しがるだけ飲ませます。赤ちゃんがこのジュースに慣れてきたら、薄める水の量を減らしていきます。

一般には四か月目に入ると穀類（重湯やお粥《かゆ》など）を与え始めるようですが、**穀類は一歳になるまで食べさせるべきではありません。**みなさんの読んだ育児書には、こんなことは書かれていないと思いますが、ナチュラル・ハイジーンの医師たちは一〇〇年以上も前からそうすすめています。

歯が一〜二本生えたからとはいえ、一歳未満の赤ちゃんは、まだ消化器官が穀類を消化できるように発達していないため、正しく消化することができないのです。そのため、消化器官の中で発酵し、消化のトラブルが起こります。

また、穀類の中のタンパク質（グルテン）は、母親の免疫グロブリンを受け取るために、吸収しやすくなっている腸壁から吸収されていき、アレルギーを引き起こすリスクも高まります。

穀類、特に、米、アワ、ヒエ、蕎麦《そば》、コーンミール、小麦、オートミール、大麦、ライ麦のようなグルテンを含む穀類は、一歳になるまで食べさせないように注意してください。ただし、キヌア、アマランサスは、六か月の赤ちゃんでも、問題なく受け入れられるようです。

健康な子供を育てたかったら、生物学上ふさわしい食べ物を食べさせること、これがナチュラル・ハイジーンの考え方の基本です。病気がちな子にするかしないかは、親のアウェアネス（懸命な意識）にかかっているのです。

第8章

これが理想の離乳食（六〜二四か月）

親としてあなたに課せられている最大の責任は、子供たちに「いかにして健康的で幸せな人生を送り、長生きするか」を教えるうえで役立つ知識を手に入れ、それを子供たちのために活用することである。

――ハーバート・M・シェルトン（自然療法医学博士）

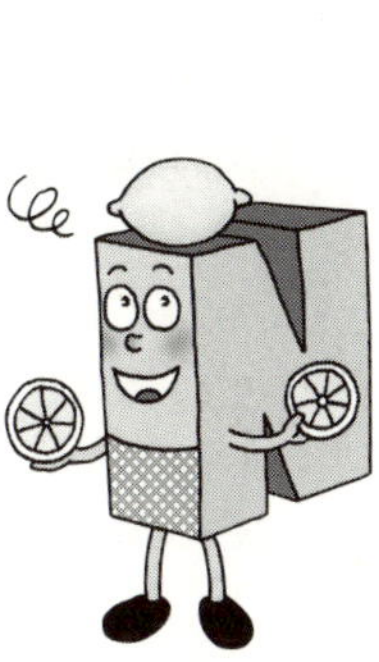

（1）最初の固形食、それは果物

赤ちゃんはお母さんが食べているものに興味を示すことによって、固形食を食べられるようになったことを知らせてくれます。

ただし、離乳を急ぐ必要はありません。いくら食べ物に関心を示すようになっても、ものを噛《か》み、消化するのに必要な生理的なツール（歯や消化酵素）がすべて揃《そろ》わないうちは、いろいろなものを急いで与えるべきではないのです。

まだ母乳も依然として必要です。赤ちゃんが完全に固形食を食べられるようになったときとは、自分の手で食べ物を持って食べることができるときです。多くの場合、赤ちゃんは、お母さんが食べているものを食べたいのではなく、まずどんなものなのか、口に入れて試《ため》してみたがるのです。おもちゃを調べるのに、口に入れて感触から探るのと同じ感覚です。

スポック博士は次のように述べています。

「赤ちゃんが固形食を食べるようになるときこそ、親にとって最大のチャンスです。その子が一生を通じてすばらしい健康状態を保てる食習慣をこのとき教えてあげることができるからです。しょっぱいものや脂っこいものへの嗜好《しこう》はごく幼いうちに形成されてしまいます。

赤ちゃんにヘルシーな食べ物を紹介する親は、その子が生涯《しょうがい》にわたって持ち続けられる食習慣をつけてやることになるのです」

そうした点からも、**赤ちゃんに食べさせる最初の固形食は、当然果物であるべき**です。最初に果物の味覚を覚えさせておけば、塩、脂肪、コレステロールを多く含む食品を好んで食べたがる味覚を形成するようなことにはならないからです。

人間は本来「果食動物《フルータリアン》」であるため、赤ちゃんの未発達の消化器官でもすんなりと受け入れることができます。**果物は、この世で最もヘルシーで安全な離乳食**です。準備に時間がかからないうえ、赤ちゃんの成長に必要な栄養を豊富に与えてくれます。

しかし現実は、「果糖が多いから」という理由で、多くの医師たちが赤ちゃんの最初の食べ物として果物をすすめていません。果物がこのように誤解されているのは、非常に残念です。果物に含まれる糖は、果物が熟す段階で、すでに体が吸収しやすい状態に消化されているため、体は容易に吸収し、利用することができるのです。

離乳食に重湯《おもゆ》やお粥《かゆ》を与えても、一歳未満の赤ちゃんは、体が必要とするエネルギー源となる糖を効率よくつくり出すことができません。それは前述したように、穀物を消化する酵素がまだ完全に発達していないからです。

赤ちゃんは母乳によって甘い味に慣れていますから、果物はほかのどんな食べ物よりスムーズに受け入れることができます。たいていの赤ちゃんは、バナナを小さく切ってあげるだけで、喜んで食べます。これほどナチュラルで栄養豊かなベビーフードはないでしょう。バナナに含まれるタンパク質量は母乳に含まれるタンパク質量に匹敵します。

スイカやメロン、モモなども、種を除いて小さく切ってあげるだけで食べることができます。柔らかいため、歯茎と歯茎の間でつぶすことができるからです。

ブドウやイチゴ、キウイ、イチジク、マンゴー、パパイヤ、アボカドなども、スプーンの背でつぶしてピューレ状にしてあげれば食べられます。そのほかどんな果物でも、ピューレ状にしたものなら赤ちゃんは受け入れることができます。

果物は必ず完熟したものを選びます。皮が黄色いバナナはまだ熟していませんから、食べさせないように注意してください。皮に茶色の斑点が出てきたときが食べ頃です。熟す過程で、その中に含まれている酵素が予備消化をしてくれるため、バナナの炭水化物は完全に糖に変えられているのです。したがって、消化器官に負担をかけずに容易に吸収し、利用することができます。斑点が出る前に赤ちゃんに与えると、赤ちゃんはお腹をこわしてしまいます。

マンゴーやアボカドは触ってみて赤ちゃんの肌のような柔らかい弾力が出た頃が食べ頃です。軟らかい果物でも、酸が強すぎると、赤ちゃんの消化器官を刺激してオムツかぶれなどを引き起こしますので、注意が必要です。また、サクランボは種がありますので、二歳前には食べさせないようにします。

ドライフルーツは、ひと晩水（蒸留水か湯冷まし）に浸したものを与えます。缶詰《かんづめ》、瓶《びん》詰の果物はけっして使いません。

また、果物に砂糖をかけたり、砂糖といっしょに煮るようなことは、絶対にしないでください。そんなことをすると、糖が発酵し、赤ちゃんの消化器官を大混乱に陥《おとしい》れてしまいます。

赤ちゃんに新しく紹介する果物は、一度に一種類だけにします。そして、四〜五日は同じものを食べさせるようにします。これは赤ちゃんがその果物に対して、フードアレルギーを起こさないかどうか見るためです。

そのサインはお尻に湿疹《しっしん》が出ることです。赤ちゃんにバラエティーに富んだ食べ物は必要ありません。本当にお腹がすいていれば、赤ちゃんは毎日同じ食べ物でも喜んで食べます。こうしているうちに赤ちゃんはその食べ物に慣れていき、次の新しいものを試す準備が整います。

次の新しい食べ物を紹介するのは、一歳未満では最低二週間おいてから、それ以上では四～五日おいてからにします。

いくつかの果物に慣れてきたら、イチゴ、ブルーベリー、キウイ、パイナップルなどのいずれかをつぶし、アボカドといっしょにミキサーにかけてミックスしたものを食べさせましょう。

(2) 二番目は温野菜、三番目は雑穀

新鮮な果物を食べさせてから二～三週間したら、軽く蒸した野菜をピューレ状にしたものを試してみます。

ブロッコリー、ホウレンソウ、小松菜、インゲン、アスパラガスなどの緑葉野菜や、グリーンピース、ズッキーニ、スカッシュ（ウリ科の野菜、スクワッシュ）、キャベツ、芽キャベツ、ニンジンなどを蒸してピューレ状にしたものです。

小型のグラインダーかミキサーにかければ、ほんの二～三秒でできてしまいます。サツマイモやジャガイモなどは、オーブンで焼くか、蒸してからつぶして与えます。赤ちゃんはサ

ツマイモが大好きです。オーブンで焼いたジャガイモ（ベークドポテト）に、つぶしたアボカド少量を加えて混ぜてもいいでしょう。

アボカドはつぶすか、またはそのままスプーンですくって与えます。カボチャは多重層鍋《なべ》を熱し、四〜五㎝に切ったカボチャを皮が下になるように並べ、ふたをして二〇〜二五分弱火で加熱するだけで、おいしく食べられます。

砂糖や醬油《しょうゆ》といっしょに出し汁で煮る必要はありません。こうすればよけいな塩や砂糖をとらずにすむだけでなく、なにより手間がかかりません。赤ちゃんには、果肉の部分をスプーンですくって食べさせます。

先にもお話ししましたが、一歳以前に与えても消化にトラブルを起こさない穀類は、キヌアやアマランサスなどの全穀類です。二・五〜三倍の水とともに火にかけ、沸騰したら、弱火で水気がなくなるまで炊きます。

これを少量の水または、加熱したカボチャやサツマイモ、ニンジン、スカッシュ、ズッキーニなどといっしょにミキサーでピューレ状にします。米やパン、麵類《めんるい》、オートミールなどを食べさせるのは一歳を過ぎてからにします。

(3)母乳のヘルシーな代用品とは

母乳に代わるすばらしくヘルシーなミルクがあります。それは、**ナッツミルクやシードミルク**です。アーモンドやカシューナッツなどの木の実や、ゴマ、ヒマワリの種でつくります(二〇二ページ参照)。また、豆乳も牛乳よりずっと良い選択です。ヤギのミルクが手に入るようでしたら、離乳期を過ぎた段階から、飲ませてもいいでしょう。ヤギは人間の体と大きさが近いため、牛のミルクのようにアレルギーを引き起こすことが少ないからです。

離乳期に牛乳を飲ませることだけはすべきではありません。その理由については今まで十分説明してきましたが、牛乳はさまざまなアレルギー、耳の炎症、小児糖尿病、貧血、肥満、ガンなどと密接に関連しているからです。「七か月から一二か月の赤ちゃんに牛乳を与えると、腸から失う血液の量が三〇%増加し、便の中にかなりの鉄を失う」と『Pediatrics(小児科学)』が報じています。(*31)

【乳児の食事スケジュール】

離乳はけっして急ぎすぎる必要はありません。果物を与えても、赤ちゃんが関心を示さず

（表10）食事の与え方（参考スケジュール）

午前6時	母乳
午前9時	果物または果物のジュース
午前11時〜12時	母乳
午後3時	野菜ジュース
午後5時	サツマイモかジャガイモ、あるいはキヌアかアマランサスと温野菜をピューレ状にしたもの
午後8時〜9時	母乳
深夜	母乳が必要な赤ちゃんには母乳を飲ませる

母乳を欲しがるようでしたら母乳を与えます。離乳には時間をかけ、ゆっくりと固形食に慣らしていくようにしてください。

表10（一九七ページ）は、赤ちゃんに食事を与える目安です。

(4)離乳期にも動物性食品は必要なし

非常に多くの母親たちが、「離乳を始めたら、肉や魚、卵、粉ミルク、牛乳などで栄養を与えないと、赤ちゃんは成長していけないのではないか」と思っています。みなさんの想像に反して、プラントベース（植物性食品中心）の離乳食のほうが、赤ちゃんはずっとヘルシーに成長していくことができます。

ただし六か月から一歳までの間の成長率は、母乳だけのときと比べると横ばいの傾向があり、赤ちゃんの標準的な成長率よりも低くなっています。これは、ベジタリアンの赤ちゃんにとってはノーマルなことなので、心配するには及びません。

一般に用いられている赤ちゃんの標準的な成長率の表は、粉ミルクを併用する典型的な育児を基準にしていますので、赤ちゃんはロケット燃料を入れられたように超スピードで成長していくのです。ベジタリアンの食事でも、母乳を飲んでいたときと同じ成長率で成長しているかぎり心配無用です。

ベジタリアンの赤ちゃんは、一般に身長の伸び率は標準並ですが、体重のそれは標準よりやや少なめです。大人でもベジタリアンの体重は標準値より少なめですが、人生のどの時期でも、太っているよりやせているほうが健康で長生きすることは、さまざまな疫学的研究が証明しています（＊32）。

この時期、気をつけなければいけないことは、水分が多くエネルギー濃度（カロリー）が低い果物やジュース、緑葉野菜や生野菜で赤ちゃんの小さなお腹をいっぱいにさせてしまうと、成長に必要十分のエネルギー（カロリー）がとれなくなり、体重の増加率が鈍るという点です。

大人は、カロリー量が半分のものを食べるときは、食べる量を二倍に増やすことができますが、消化器官の小さい赤ちゃんにはそれができません。そこで、果物や野菜だけではなく、サツマイモやジャガイモ、キヌア、アマランサス、アボカドなどといった高エネルギー食品を毎日必ず食べさせる必要があります。

(5) 離乳食用おすすめレシピ

離乳食はホームメードが最良であることは、赤ちゃんの健康に関心のある母親なら誰でも知っていることです。しかし、赤ちゃんの離乳食に関する本やホームページの関連サイトを見ていると、離乳食をこしらえるためにお母さんたちがいかに多くの材料を使い、いかに時間をかけているかに気づかされ、「なんとまあたいへんな思いをしていることか」と、びっくりしてしまいます。

ナチュラル・ハイジーンのすすめる離乳食はいたってシンプルで、手間がかかりません。それでいて、ほかのどんな離乳食よりもずっとヘルシーです。

自然が与えてくれた、太陽エネルギーたっぷりの**果物**、酵素やファイトケミカル類、ミネラルたっぷりの**野菜ジュース**や**ブレンドサラダ**（二〇六ページ参照）、**ナッツミルク**（二〇二ページ参照）、それから**軽く蒸した野菜**や、オーブンで焼いた**イモ類**、食物繊維豊かな全穀類など、どれも親が食べているものを、赤ちゃんが食べられるようにピューレ状にするだけです。塩は加えません。

赤ちゃんは、大人にとっては味がないように思えるものでも、その食材独自のフレーバーを素直に受け入れ、喜んで食べるようになります。幼いうちから塩の虜《とりこ》にされてしまう日本人は、やがて大人になるとその半数が高血圧症になる、ということを忘れないでください。アーモンドやカシューナッツ、クルミなどは、ナッツミルクにするか、親があらかじめ噛んでから食べさせます。この時点では、大人のようにたくさんのサラダは与えません。赤ちゃんはまだよく噛めないため、サラダを食べさせたいときは、ミキサーにかけたブレンドサラダを与えます。

このとき、小さく切ったトマトをまずミキサーにかけ、そこへ小さく切った緑葉野菜を入れると、上手に攪拌《かくはん》することができます。水は加えません。サラダはカロリーを薄めてしまうため、与えすぎないように気をつけます。

❶木の実と種子類でつくるミルクとバター

木の実や種子類はすぐれたタンパク質で必須脂肪酸の宝庫ですが、まだ歯が出揃わない赤ちゃんは、食べることができません（木の実をそのまま与えても、正しく噛み、消化できるようになるのは五歳ぐらいからです）。木の実や種子類は生で無塩のものを使います。

そこでおすすめしたいのが次のレシピです。

アーモンドやカシューナッツは少々値が張りますが、ヒマワリやカボチャの種は手頃な値段なので積極的に利用するといいでしょう。特にビタミンB複合、E、マグネシウム、亜鉛源としては抜群ですし、歯槽膿漏《しそうのうろう》の予防にも役立ちます。

また、ゴマはカルシウムの、そしてフラクシード（亜麻仁《あまに》）はオメガ3脂肪酸の宝庫です。

それぞれ与える量は、年齢と個人差によって加減しましょう。

★ナッツミルク（アーモンド、またはカシューナッツのミルク）

作り方 アーモンド三〇g（約大さじ3を水に二時間以上浸し、熱湯に二分浸して皮を剝《む》いたもの）をミキサーにかけて粉にする。次に、水（蒸留水か湯冷まし）1カップ、デーツ（ナツメヤシの実）1粒（手に入らない場合は黒砂糖小さじ½）、バニラエッセンス数滴を加え、数分攪拌し、こし器でこし、すぐに飲ませる。冷蔵庫で二四時間保存可能。
アーモンドの代わりにカシューナッツを使うことも可能。

★シードミルク（種子類のミルク）

作り方 約二時間水に浸しておいたヒマワリの種大さじ2、洗いゴマ（白）大さじ1の水気を切り、ミキサーにかけてペースト状にする。そこへ水（蒸留水か湯冷まし）1カップ、デーツ1粒または黒砂糖小さじ½（好みで）を加えて、数分攪拌し、こし器でこし、すぐに飲ませる。冷蔵庫で二四時間保存可能。

★セサミ（ゴマ）ミルク

作り方　約二時間水に浸しておいた洗いゴマ大さじ３の水を切り、ミキサーにかけてペースト状にする。そこへ水（蒸留水か湯冷まし）１カップ、デーツ１粒（黒砂糖の場合は小さじ½でＯＫ）を加えて、数分攪拌し、こし器でこし、すぐに飲ませる。冷蔵庫で二四時間保存可能。

★フラクシード（亜麻仁）ミルク

作り方　約二時間水に浸しておいたフラクシード大さじ３の水を切り、ミキサーにかけてペースト状にする。以下はセサミミルクと同様。

★ヒマワリの種のバター

作り方　ヒマワリの種大さじ４、洗いゴマ（白）大さじ２をミキサーで粉にし、絞りたてのオレンジジュース二五㎖または大さじ２弱を加えてペースト状になるまで攪拌する。ミキサーがよく回転しなくなったときには、スイッチを止めてゴムべらかスプーンで混ぜる。好みでオレンジジュースをさらに少量加えて、また攪拌する（これを何回か繰り返すとなめらかになる）。オレンジの自然の甘味と香りが赤ちゃんの食欲をそそる食べやすいバターなので、このままスプーンですくって食べさせたり、あるいは蒸した野菜とともにピューレ状にして食べさせる。

＊ヒマワリの種の代わりにカボチャの種を使えば、カボチャの種のバターができます。

❷フルーツソース

左記のものをフードプロセッサーかミキサーにかけるだけでできあがります。ミキサー使用の場合、リンゴやナシなどはおろし器でおろしてからミキサーにかけ、液体状にしてから、ほかの果物を加えてピューレ状にして食べさせます。リンゴは皮つきのままで芯《しん》を取り、それ以外の果物は皮を剝きます。分量は子供の食べる量により加減してください。

★**バナナソース**……バナナ2本（皮を剝く）

★**アップルソース**……リンゴ大1個（皮つきのまま芯は取る）。リンゴはオーガニックが最良だが、手に入らなければ、酢を落とした水の中で、皮をたわしでよくこすって洗う。

★**アップル・バナナソース**……リンゴ½個、バナナ1本

★**プラム・バナナソース**……プラム2個、バナナ1本

★**アップル・ネクタリンソース**……リンゴ1個、ネクタリンかプラム1個
★**アップル・ベリーソース**……リンゴ½個、ブルーベリーかイチゴ1カップ
★**アップル・ピーチソース**……リンゴ½個、モモ1個
★**ピーチ・バナナナソース**……モモ1個、バナナ1本
★**ペアソース**……ナシ1個
★**ペア・バナナソース**……ナシ1個、バナナ1本
★**ペア・ベリーソース**……ナシ½個、ラズベリーかブルーベリー1カップ
★**フィグ・ソース**……イチジク3個
★**フィグ・バナナソース**……イチジク2個、バナナ1本
★**フィグ・ペアソース**……イチジク1個、ナシ1個
★**パーシモン・バナナソース**……柿1個、バナナ1本
★**パーシモンソース**……熟柿2個
★**キウイ・アボカドソース**……キウイ2個、アボカド½個
★**ストロベリー・アボカドソース**……イチゴ1カップ、アボカド½個
★**パイナップル・アボカドソース**……パイナップル1カップ、アボカド½個

★マンゴーソース……完熟マンゴー1個

★マンゴー・バナナソース……マンゴ1½個、バナナ1本

組み合わせは無限にあります。そのほか季節の果物でいろいろと工夫してみてください。ただし、酸味の強い果物（グレープフルーツや甘夏、ラズベリーなど）は、バナナや柿のような甘い果物と合わせないようにします。

❸野菜のピューレ

左記のうち**大きいものは細かく切り、とろりとなるまでミキサーにかけます。**

★ブレンドサラダ……トマト1個、レタス（丸いレタスは使わず、緑の濃いサニーレタス、リーフレタスなどを使う）、セロリ、ホウレンソウ（または小松菜、春菊、モロヘイヤほかの緑葉野菜）をミキサーにかける（トマト以外の量は適宜お好みで）。

★ニンジンのピューレ……蒸したニンジン1カップを少量の蒸し汁（または水）といっしょにピューレ状にする。以下同様。

★カボチャのピューレ……多重層鍋で加熱したカボチャ1カップ

★サツマイモのピューレ……焼きイモ（二〇〇度のオーブンで一時間焼く）1カップ

★ジャガイモのピューレ……ベークドポテト（二〇〇度のオーブンで一時間焼く）1カップ、アボカド¼個と混ぜる。

★グリーンピースのピューレ……蒸したグリーンピース2カップ

★カボチャとインゲンのピューレ……多重層鍋で加熱したカボチャ½カップと蒸したズッキーニ1カップ

★カボチャとコーンのピューレ……蒸すか、皮ごとグリルで焼いたコーン1カップと多重層鍋で加熱したカボチャ½カップ

★ジャガイモとインゲンのピューレ……蒸したジャガイモ1個とインゲン1カップ

★ジャガイモとホウレンソウのピューレ……蒸したジャガイモ1個とホウレンソウ½カップ

★サツマイモとキヌアのピューレ……角切りのサツマイモとキヌアをいっしょに炊いたもの2カップ

★サツマイモとアワのピューレ……焼きイモ1本と炊いた粟《あわ》（またはヒエ、キビ、アマランサスなど）ご飯1カップ

★サツマイモとズッキーニとアマランサスのピューレ……焼きイモ1本、炊いたアマランサス（またはヒエ、キビ）ご飯1カップ、蒸したズッキーニ1本

★玄米粥とインゲンのピューレ……玄米粥1カップと蒸したインゲン1カップ

★玄米粥と小豆《あずき》のピューレ……玄米粥1カップとゆでた小豆（またはレンズマメ）½カップ

★玄米粥とカボチャのピューレ……玄米粥1カップと、多重層鍋で加熱したカボチャ1カップ

★オートミールとバナナのピューレ……レーズン⅓カップとともに煮たオートミール（または玄米粥）1カップ、バナナ1本

★オートミールとプルーンのピューレ……ひと晩水に浸したプルーン½カップ、煮たオートミール1カップ

★スペルトマカロニと緑黄野菜のピューレ……スペルトマカロニ（注）1カップ、蒸したサツマイモ小½本、蒸したズッキーニ½

（注）スペルトはアレルギーを起こさない古代の穀物です。手に入らない場合は、玄米粉のパスタなどで代用します。

★キヌアと緑黄野菜のピューレ……キヌアご飯1カップ、蒸したズッキーニ1本、蒸したブロッコリー½カップ、ゆでたニンジン½本

【市販のベビーフードについて】

濃縮ジュースから缶詰、瓶詰、レトルト、フリーズドライなど、いろいろなベビーフードが出回っています。しかし、これらのベビーフードは、離乳期の赤ちゃんにとって、理想的な離乳食ではありません。

イギリスのロバート・マッカリソン医学博士は、「中年を過ぎた人を不可抗力で死なせてしまう原因は、有害細菌ではなく、人生の最初に与えられた牛乳か人工的なベビーフードであることがままある」と述べています。

ナチュラル・ハイジーンの教えるヘルシーな食べ物の判断基準の一つは、それが果樹園や畑からきたものか、それとも工場からきたものかという点にあります。

赤ちゃんに主食として食べさせるものが、工場からきているものだとしたら、それらのものには命がありません。死んでいるのです。もちろんたいていの赤ちゃんは、命のないものを食べていても生き長らえることはできますが、人生の初期の頃から、生命力のないものを食べさせられる赤ちゃんは、そのために健康の質を低下させるという大きな犠牲を払いながら、生きていくことになるのです。

その結果が、マッカリソン博士が指摘している早すぎる突然死や生活習慣病です。繰り返し述べてきたように、生活習慣病は大人になってからの生活習慣の誤《あやま》りが原因ではありません。幼いときからの生活習慣の誤りの積み重ねの結果です。親が便利さを優先すると、子供が苦しむことになります。

また、メーカーの言う「着色料、保存料、香料、化学調味料は使用していません」という表示にも注意が必要です。工場でつくられるベビーフードには、たいてい、塩や砂糖、植物油、バター、肉エキス、アミノ酸などが加えられているのです。

これらは体にとって、ヘルシーなものではありません。したがってよほどの場合以外、市販のベビーフードは使用しないに越したことはありません。使用する場合には、オーガニック野菜を使ったものがおすすめです。

第9章

二〜六歳児の食事

子供に迎合して子供の気に入るものを食べさせるのではなく、
子供のほうを良い食べ物に適応させるように努めるべきである。

——ジョン・H・ティルデン（医学博士）

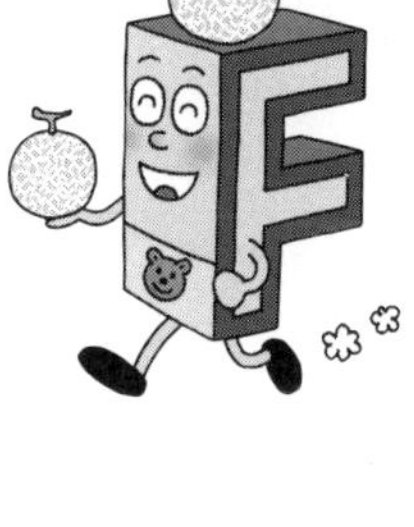

（1）幼児のための食事ルール

母乳に加えて、新鮮な生の果物、野菜、温野菜、イモ類、全穀類など、プラントベース（植物性食品中心）の食べ物でお腹がいっぱいになるようにさせます。食べ物の好みは二〜三歳で形成されるため、良い食習慣をつける際に役立つ食事のルールとして、ハーバート・M・シェルトン博士は次のような六項目をあげています。（＊33）

①自然なものを与えること。すなわち、加熱、加工、加熱殺菌されていないもの、**混ぜもの**（注）をして質が落とされていないもの、薬物が混入していないものを与えること。

（注）混ぜものとは、塩、砂糖、油、化学調味料、食品添加物などのことです。ナチュラル・ハイジーンでは、基本的にこれらの使用はすすめていません。和食のときは、砂糖、塩、醤油《しょうゆ》が不可欠となります。本書でご紹介しているレシピでは、少量の減塩醤油や味噌《みそ》を使用していますが、幼児の食事では、大人以上に薄味にします。幼いうちに塩への嗜好《しこう》をつけさせてしまうと、やがて高血圧は避けられなくなるからです。高血圧は遺伝ではありません。家庭のレシピ（おふくろの味）

により代々伝えられていくのです。

②食べさせすぎないこと。 一日三度、適度な量の食事を食べさせること。

③シンプルな食事を与えること。 発酵するような組み合わせで与えないこと（注）。

（注）**食べ物の「正しい組み合わせの原則」**（二五一ページ、表A参照）

◎凝縮食品（米、パン、肉、魚、卵、乳製品など）を二つ以上いっしょにとらないこと。

◎肉や魚は、野菜といっしょにとること。ご飯やパンも、野菜といっしょに合わせて食べること。

＊この原則を守らないと、食べ物は体内で発酵していくことになる（詳細は拙著『常識破りの超健康革命』一〇四ページ参照）。

④決めた時間以外に食べ物を与えないこと。

⑤熱があるとき、体調の悪いときは食べさせないこと。 お腹の調子が悪い、気分が悪い、興奮している、疲れている、ひどくイライラしている、寒けがする、痛みがある、元気がないといった状況にあるときは、食事を与えないこと。

⑥果物は加熱しないこと。

(2)二歳以上の幼児向けおすすめメニュー

❶朝食

絞りたてのジュースか、新鮮な果物を与えます。ジュースは一度に二〇〇ml以上与えないこと。ゆっくり噛《か》むように飲むことを教えます。果物は二〜三個が目安です。

❷昼食

左記のメニューのうちからいずれかを選択してください。

★**ミカン**3個か**オレンジ**2個、加えて**サラダ菜**か**リーフレタス**、**セロリ**、**アボカド**を適量

★**スモモ**、**モモ**、**ネクタリン**、**リンゴ**、**ナシ**、**洋ナシ**などを一種類、加えて**セロリ**、**白菜**を適量

★**イチジク**（生）2個、**プラム**1個、加えて**セロリ**、**レタス**を適量

★**グレープフルーツ**、**セロリ**、**サラダ菜**、**カシューナッツ**（または**クルミ**、**松の実**、**ヒマワリの種**、**カボチャの種**）

★**マンゴー**、**セロリ**、**サニーレタス**を適量

★パパイヤ、セロリ、キュウリを適量

★ストロベリーのスムージー

作り方 リンゴジュースまたはオレンジジュース（絞りたて）1カップ、バナナ（冷凍）1〜2本、イチゴ（冷凍）1カップ。以上の素材をミキサーにかける。

★ピーチスムージー

作り方 モモ1〜2個、バナナ（冷凍または生）1本をミキサーにかけ、なめらかになるまで攪拌《かくはん》する。

★アップル・ペア・グレープスムージー

作り方 ヒマワリの種大さじ2、ゴマとフラクシード（亜麻仁《あまに》）各大さじ1をミキサーで粉にする。リンゴジュース1カップ、ナシ1個、ブドウ1カップを加えてなめらかになるまで攪拌する。

★ベリーリッチスムージー

作り方 （一四七ページ参照）

★アーモンドミルクセーキ

作り方 ナッツミルク（二〇二ページ参照）1カップ、バナナ1本をミキサーにかけ、セロリ、レタスを少々添える。

★セサミ・オレンジプディング

作り方 生ゴマ大さじ3、オレンジジュース½カップをミキサーにかけてピューレ状にし、セロリ、レタスを少々添える。

★セロリ、レタス、キュウリ、「ゴマのディップ」

作り方 ゴマのディップ：ゴマとヒマワリの種それぞれ五〇gを数時間水に浸し、甘夏かグレープフルーツのジュース½～1カップ、セロリ1本、キュウリ½本といっしょにミキサーかフードプロセッサーにかけてペースト状にすればできあがり。

★セロリ、レタス、キュウリ、「温野菜のディップ」

作り方 温野菜のディップ：蒸したカボチャ、ズッキーニ、スカッシュ、ブロッコリー、カリフラワーなどを、好みのハーブや味噌、醤油を少量加えてピューレ状にすればできあがり。

★カリフラワーとアボカドのサンドウィッチ

作り方 蒸したカリフラワー1カップ、アボカド½個、ディジョンマスタード少々を合わせ、ホールウィート（全粒粉）のピタブレッドに詰めるか、トルティーヤで巻けばできあがり。

❸夕食

左記のメニューのうちからいずれかを選択してください。生野菜は小さく切って食べさせます。食べ慣れるまでは、少量にします。なおレタスは、栄養価の低い丸いものではなく、緑の濃いレタス（サニーレタス、リーフレタスなど）を使ってください。

★**キュウリ、セロリ、レタス、トマト、インゲン、赤ピーマン、木の実か種子類**（注）

（注）アーモンドやクルミなどは、五歳以前ではよく噛めません。親があらかじめ噛んで食べさせるか、みじん切りにするか、あるいはナッツバターやヒマワリやカボチャの種のバターなどを与えます。松の実は食べやすいです。また水に浸しておいた木の実をミキサーでペースト状にし、これにトマトを加えて攪拌し、さらにほかの野菜とともになめらかになるまでミキサーにかけると、野菜のクリームスープができます。

★**キュウリ、セロリ、レタス、ピーマン、ブロッコリー**（それぞれ生、細かく切る）、**アボカド、焼きイモ**（好みで）

★**キュウリ、セロリ、トマト、ニンジン**（生、千切り器で千切りに）、**クルミ**か**松の実**
★**キュウリ、セロリ、絹サヤ**（生）、**レタス、カボチャ**（多重層鍋《なべ》で加熱）か**ベークドポテト**
★**玄米粥《がゆ》、キュウリ、セロリ、赤ピーマン、カリフラワー**（それぞれ生、細かく切る）
★**「野菜のクリームスープ」、キュウリ、セロリ、レタス、紫キャベツ**（千切り）

作り方 野菜のクリームスープ：野菜スープと玄米ご飯適量をミキサーにかけてピューレ状にする。

★**「コーンクリームスープ」、キュウリ、レタス**

作り方 コーンクリームスープ：ニンジンとセロリのジュース1カップ、包丁で軸からこそげ取った生のトウモロコシ（1個分）、アボカド½個をミキサーにかけてクリーム状にする。

★**「カボチャのクリームスープ」、キュウリ、レタス**

作り方 カボチャのクリームスープ：リーキ（ポロネギ）の白い部分（またはタマネギの千切り）と、皮を剝いたカボチャ、ベジタブルブイヨンに、水を加えて野菜が軟らかくなるまで煮つめ、少し冷めたらミキサーにかける。

★**「クリーミー・カリフラワースープ」、キュウリ、レタス**

作り方 クリーミー・カリフラワースープ：蒸したカリフラワー1カップ、ニンジンとセロリのジュース1カップ、カシューナッツ$\frac{1}{4}$カップをミキサーにかける。冬は温める。カリフラワーの代わりにブロッコリーでもよい。

★**「野菜の煮込みうどん」、キュウリ、レタス**

作り方 野菜の煮込みうどん：昆布、干し椎茸《しいたけ》、鰹節《かつおぶし》（好みで）でとった出し汁に、タマネギ、ニンジン、ゴボウ、大根、ジャガイモ、サトイモ、カボチャをそれぞれ適量入れて煮る。野菜が半煮えになったところでうどん（全粒粉、または玄米粉のうどん、あるいはカミュート、アーティチョークなどでできているパスタ）を加えて煮込み、麺《めん》が軟らかくなったら、減塩味噌少量で味付けし、小さく切った絹サヤと小口切りの万能ネギを散らす。カボチャの甘味が出ておいしくなるので、カボチャは多めに使うとよい。麺類の代わりに、玄米ご飯や粟《あわ》ご飯でもよい。

★**「豆腐のおじや」、キュウリ、レタス、ホウレンソウ**

作り方 豆腐のおじや：ワカメと豆腐の味噌汁に玄米の五分粥を適量入れてひと煮する。

★**「キヌアの炊き込みご飯」、キュウリ、レタス**

作り方 キヌアの炊き込みご飯：キヌア$\frac{1}{3}$カップ、水1カップ、赤・黄・緑のピーマン、タマネギ、ニンジンの角切りをそれぞれ1/3カップ、ベジタブルブイヨン1/2〜1個を入れた鍋を火にかけ、ふたをして強火にする。沸騰したら弱火にして水気がなくなるまで約二〇〜二五分炊く。カレー粉を少量加えるとカレーピラフになるが、消化器官がまだ十分達していない幼児は、カレーの刺激でお腹をこわす恐れがあるので、カレーは五歳程度になるまで与えないほうが無難。

★「ベジバーガー」、キュウリ、レタス、プチトマト

作り方 ベジバーガー：ニンジンジュースの絞りカス2カップ、粉にしたヒマワリの種3/4カップ、セロリのみじん切り1/2カップ、リーキ1/3本（または長ネギ2/3本）のみじん切り、減塩醤油大さじ2、おろしたズッキーニ1本をよく混ぜ合わせてハンバーグ状にし、レタスを敷いたお皿に盛りつけ、上から好みのソース（砂糖の入っていないケチャップ、サルサ、ウスターソース、減塩醤油など）をかけ、キュウリとプチトマトを少々あしらう。

＊野菜にはドレッシングを添えます。ドレッシングのレシピは、拙著『常識破りの超健康革命』（一九八ページ〜）にたくさんご紹介していますので、そちらも参考にしてください。

❹おやつ

おやつを与える場合は、果物、木の実・種子類、スムージー、ドライフルーツでつくったお菓子、または野菜のスティックを与えます。

これらはこの世でいちばんヘルシーなおやつです。スポック博士もおやつに果物をすすめています。砂糖や塩、バター、トランスファット、精製穀類でできたお菓子類は、肥満やさまざまな病気の要因となるからです。家庭で自然のものだけを与えていれば、外で不自然な加工品を与えられる機会があっても、子供はあまり関心を示しません。

またお菓子をご褒美《ほうび》として与えないよう気をつけてください。いい子にしていたらチョコレートがもらえる、サラダを食べたらデザートがもらえる、などという取り引きを子供に覚えさせてしまうと、ヘルシーな食習慣をつけさせることができなくなります。

ついでですが、テレビを自動子守り機として使っていると、子供はコマーシャルの影響で、好ましくない食習慣への好奇心を助長させ、親のコントロールがむずかしくなるので、注意が必要です。

第10章

小学生は何を食べればいいのか

子供たちに読み書き計算を教えるまえに、体のしくみについて、しっかりと教えるべきだ。そうすれば子供たちはきっと、「生涯を通じて最も大切なことは、体をケアすることだ」ということを自ら学ぶことだろう。

――ノーマン・ウォーカー（理学博士）

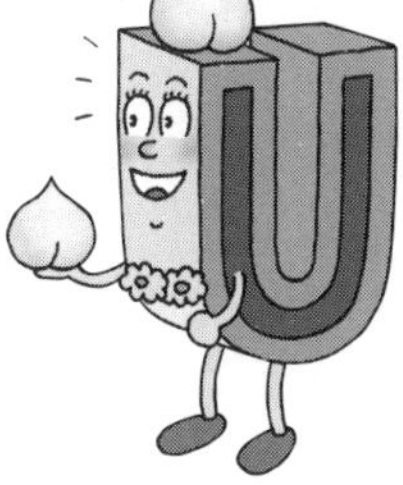

(1)食育次第で、子供は病気にも健康にもなる

本書は乳幼児の子供たちを主な対象としていますが、この章では小学生向けの食事をコンパクトにまとめてみました。小学生の子供たちについては、あらためてくわしく記す機会を持ちたいと思っています。

子供が小学校に入学すると、家庭にいるよりも学校や友達と過ごす時間のほうが多くなり、栄養的に好ましくない影響を受けやすくなります。したがって、この時期にこそ親自らが手本となって、「生涯《しょうがい》健康に暮らすために必要不可欠なもの」について教えていく必要があります。

それは一〇九ページでも述べたように、**新鮮な空気**や**水**であり、**体にふさわしい食べ物、日光、睡眠、運動、ストレス管理(心の平静)**の大切さについてです。特に食事選択に関して、「友達と違う食事をしているのはなぜか」ということを幼いうちから教えておくべきです。これは、学校で習う勉強よりもずっと重要なことだと思います。

「良い食べ物は健康な体をつくり、悪い食べ物は病弱な体をつくる」という「自然の法則」は、小学校低学年でも十分理解できます。わが子やその友達が、お腹をこわしたり熱を出し

たりしたときは、「食べ物と病気の関係」を教える絶好のチャンスです。

インフルエンザやSARS（新型肺炎）が盛んに話題にされる今日、「病気は外からやってくる外敵（ウィルスやバクテリア）のせいだ」という考え方を子供たちに植えつけることには問題があります。なぜなら、子供が自分の体の管理に対して、責任を持たなくなってしまう恐れがあるからです。

このようなことは学校では教えてくれません。残念なことに学校では、給食を通じて肉や牛乳、砂糖、精製された穀物（白いパンや白米）など、病気を引き起こすような食品を与えているというのが現状なのです。結局、「食べ物と健康」「食べ物と病気」との間には密接な結びつきがあることをきちんと教えられるのは、親であるみなさんしかいないのです。

まずは家にはジャンクフードを置かず、家族揃《そろ》って正しい食事選択を行ない、**親が健康的な生活の手本を示す**ことです。そうすれば、子供たちが外でジャンクフードを食べるようなことがあっても、ブレーキが利くようになります。

ふだんそうしたものを食べていなければ、たとえ食べたとしても体が受けつけず、食べたときにはエネルギーレベルが落ちたり、具合が悪くなったりします。その結果、子供はこのようなものを欲しがらなくなるのです。

(2) 緑葉野菜大量摂取の習慣化

今あらためて、野菜の重要性が見直されています。特に生の緑葉野菜はミネラル類、葉緑素、ファイトケミカル類の宝庫で、太陽エネルギーをたくさんもたらしてくれるため、子供たちの健康な体づくりには欠かせません。

穀類やイモ類、豆類などで構成された食事を子供にとらせるときは、必ず新鮮な緑の生野菜がたっぷり入ったサラダを、食事の初めに食べる習慣を身につけさせる必要があります。

日本人は生野菜をサラダとして食べる習慣があまりありません。次のようなちょっとした工夫で、生野菜のサラダを子供たちにとって身近なものにすることができます。

レタス類（サニーレタスやリーフレタス、コスレタス、サラダ菜など）、キュウリ、セロリなどを大皿に敷き詰《つ》め、その上に柑橘類《かんきつるい》（袋から実だけとり出したもの）やパイナップル、ベリー類（イチゴ、ブルーベリー、ラズベリー、ブラックベリーなど）、アボカドなどを盛りつけてください。果物の果汁が香り豊かな天然のドレッシングとなり、これまで緑葉野菜をあまり食べなかった子供でも喜んで食べるようになります。

あるいは手で食べやすい大きさにちぎって大皿に盛りつけた緑葉野菜類（レタス類、ホウレンソウ、小松菜、春菊、ロケットサラダ、ケール、バクチョイ、チンゲンサイ、モロヘイヤ、アシタバ、白菜など）の上に、野菜の漬物や野菜のおかず（煮物、炒《いた》め物）をトッピングすると、ドレッシングを使わなくてもおいしいサラダが楽しめます。

さらに生のキュウリやトマト、キャベツ（緑、紫）、セロリ、ラディッシュ、色とりどりのピーマン、スカッシュ、ズッキーニ、ハヤトウリ、冬瓜《とうがん》、海藻類などを適当な大きさに切って加えてもいいでしょう。大根、カブ、カボチャ、ビートなどは千切り器で千切りにすると食べやすくなります。

ドレッシングはノンオイルのものを使います。ただし、砂糖や添加物の含まれているものはアウトです。マヨネーズで味をごまかして野菜を食べさせるような習慣をつけさせるようなことは避けてください。

木の実や種子類、アボカドをベースにすると、ヘルシーでおいしい自家製のドレッシングやマヨネーズがつくれます。

ブロッコリー、カリフラワー、ニンジン、インゲン、青菜などはゆでずに蒸します。ゆでるとゆで汁の中に大量の栄養を放出してしまいます。青菜のゴマあえをするときは、すりゴマ、柑橘系の絞り汁、減塩醤油《しょうゆ》少量であえます。砂糖や酢は使いません。

(3)小学生向けおすすめメニュー

❶朝食

左記のメニューのうちのいずれかを選択してください。

★**果物**(2~3個)と、そのあと**木の実**か**種子類**(大さじ2~3)

★**スムージー**…(一四七、一二五ページ参照)

★**果物**と、そのあと**オートミール**か**玄米粥**《がゆ》という組み合わせ、または**シリアル**(添加物や砂糖を含まない**全穀類のシリアル**)と**ナッツミルク**(二〇二ページ参照)か**豆乳**という組み合わせ

❷昼食

左記のメニューのうちのいずれかを選択してください。

■お弁当または週末のメニュー(生野菜の種類はお好みで選んでください。どれか一つでもいいですし、全部揃えてもけっこうです)

★**果物**+**木の実**か**種子類**+**生野菜**(レタス、セロリ、キュウリ、白菜)という組み合わせ

★**果物**＋**アボカド**＋**生野菜**（レタス、セロリ、キュウリ、白菜）という組み合わせ
★**生野菜サラダ**（**海藻**も含む。以下同様）＋**木の実**か**種子類**という組み合わせ
★**生野菜サラダ**＋**アボカド**という組み合わせ
★**生野菜サラダ**＋**豆類**（豆製品）＋**温野菜**（煮野菜、炒《いた》め野菜）という組み合わせ
★**生野菜サラダ**＋**炭水化物食品**（全穀類かイモ類）＋**温野菜**（煮野菜、炒め野菜）という組み合わせ
★**生野菜サラダ**＋**炭水化物食品**（全穀類かイモ類）＋**野菜スープ**か**味噌汁**《みそしる》（さらに**温野菜**を加えてもよい）という組み合わせ

なお、学校給食はナチュラル・ハイジーンの理論からすると、けっして好ましいものではありません。お弁当を持たせることができればそれに越したことはないでしょう。特にアレルギーの子供の場合はそうすべきです。

「ほかの子供たちと同じようにさせないとかわいそう」というのであれば、給食だけは妥協し、家庭ではよりヘルシーな食事をとらせるよう心がけるといいでしょう。

一週間に二一回ある食事のうち、たとえ給食として五回の食事が好ましくないものであっても、それは四分の一にすぎません。家庭で正しい食事をしていれば、害は最小限にとどめ

ることができます。

❸夕食

昼食同様、生野菜の種類はお好みで選んでください。どれか一つでもいいですし、全部揃えてもけっこうです。

◉野菜ジュース（注1）を飲んだあとに、左記のメニューのうちからいずれかを選択してください（野菜ジュースは飲ませなくてもかまいませんが、飲ませるときは必ず食事の初めにしてください）。

★生野菜サラダ（**海藻**も含む。以下同様）か**ブレンドサラダ**（二〇六ページ参照）＋**炭水化物食品**（玄米、全粒粉パン、全粒粉パスタなど）＋**温野菜**（煮野菜、炒め野菜）か**野菜たっぷりの味噌汁**か**特製ヘルシースープ**（注2）＋**アボカド**（好みで）という組み合わせ

★果物＋**木の実**か**種子類**＋**生野菜**（レタス、セロリ、キュウリ、白菜）という組み合わせ

★果物＋**アボカド**＋**生野菜**（レタス、セロリ、キュウリ、白菜）という組み合わせ

★生野菜サラダ＋**木の実**か**種子類**（さらに**緑葉野菜**を蒸したものを加えてもよい）という組み合わせ

★**生野菜サラダ**＋**アボカド**という組み合わせ

★**生野菜サラダ**＋**豆・豆製品**（またはチーズ、卵、魚など）＋**温野菜**（煮野菜、炒め野菜）という組み合わせ

＊豆・豆製品を選ぶときは、**全穀類**（キヌア、アマランサス、アワ、ヒエ、キビ、玄米、麦、一〇〇％蕎麦粉《そばこ》の蕎麦、ホールウィートのパスタやパンなど）を加えてもよい。

（注1）**野菜ジュース**

作り方　ニンジンをベースに、キュウリ、セロリ、ピーマンなどをジューサーで絞る。

（注2）**特製ヘルシースープ**

作り方　①大鍋《なべ》に昆布（30㎝）、干し椎茸《しいたけ》（3〜4枚）、タマネギ（1〜2個）、リーキ（または長ネギ）（1〜2本）、大根（5〜10㎝）、ゴボウ（1〜2本）、カブ（1〜2個）、ニンジン（中2〜3本）、ズッキーニ（1〜2本）、スカッシュ（1〜2個）、パセリ（3〜4本）、ニンニク（3〜4かけ）を丸ごと入れる。

②ベジタブルブイヨン（1〜2個）と、たっぷりの水を加えて強火にかけ、沸騰したら弱火で二時間煮る。

③火を止めて冷まし、ミキサーにかけてクリーム状にし、鍋に戻す。

④冷凍のグリーンピースと細かく刻んだ生のブロッコリーを鍋に加え、再び煮る。
⑤野菜が鮮やかな色を保ち、まだ硬さをとどめている状態で減塩味噌（好みで加減）を加えればできあがり。

※なお、このスープにはいろいろなバリエーション（参考例㋐～㋔）があります。
㋐インゲン豆やレンズ豆などを、①で野菜といっしょに加えて煮る。

㋑②で軟らかくなった野菜をミキサーにかけず、大きめに切り分けてスープとともにスープ皿に盛りつけて食べる。

㋒③でクリーム状にするとき、カシューナッツまたは煮ておいたキヌアを加える。

㋓ミキサーにかけてクリーム状にしたスープを④で再び煮るとき、前もって煮て冷凍保存しておいた小豆《あずき》を加える。

㋔同じく④で再び煮るとき、ニンジンとセロリのジュース（絞りたて）を加える。以上、お好みでどうぞ。残りは冷凍にします。

❹おやつ

おやつは幼児の場合同様、果物か生野菜（野菜スティックなど）がベストです。

第11章

妊娠中の食生活

母親が犯す妊娠中の誤った食習慣のツケは、
あとになってたいてい子供が支払うことになる。

――ウィリアム・エッサー（自然療法医学博士、カイロプラクティック博士）

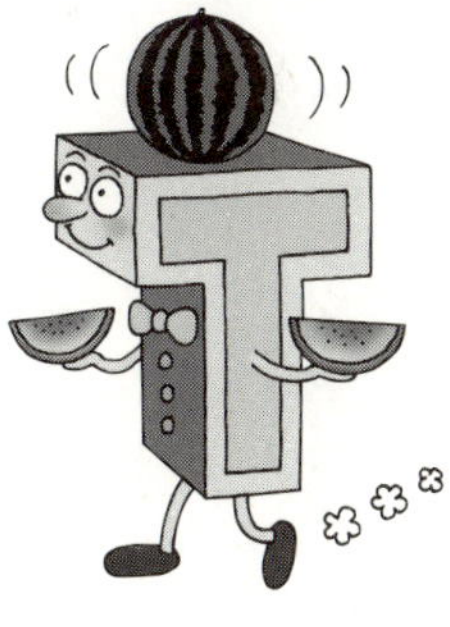

(1) 妊婦にとってベストの食事

生まれてくる赤ちゃんは、自分の健康の質を自分で選ぶことはできません。赤ちゃんが生涯《しょうがい》にわたって保ち続けていかなければならない体の健康は、妊娠中はもちろんのこと、厳密に言えば、妊娠以前から母親が選択し行なってきた食習慣やライフスタイルによって決定されてしまうのです。

母親のライフスタイルが間違っていると、生まれてくる子供は健康上のさまざまなトラブル（病気や障害）という大きなツケを、一生涯背負っていかねばならなくなります。

したがって子供を持つことを考えている女性は、妊娠以前から、「最良の食べ物」を「ベストの組み合わせ」で「適量」とることに、細心の注意を払うようにするべきです。

妊婦にとってベストの食事とは、すべての人々にとってそうであるように、**新鮮な生の果物、野菜、木の実や種子類、イモ類、全穀類、豆類、海藻、スプラウツ（発芽類）などのプラントベース（植物性食品中心）の食事**です。

これらの食べ物を**正しい組み合わせ**（二五一ページ、表A参照）でとっていれば、妊婦は、お腹の赤ちゃんの健全な発育と成長に必要な炭水化物、タンパク質、必須脂肪酸、ミネラル、ビタミン、酵素、抗酸化物質、ファイトケミカル類、食物繊維などの栄養をすべて十分にとることができます。もちろん妊婦自身の健康も維持されます。

ナチュラル・ハイジーンの実践者たちは、親子代々このようなプラントベースの食事で、健康でエネルギッシュな妊娠期を過ごします。そして、自宅で健康な赤ちゃんを出産し、赤ちゃんたちは健康的に成長していきます。私はこのような人々を個人的にもたくさん知っています。

◉肉や魚、乳製品からタンパク質をとってはいけない

妊婦は赤ちゃんの体の細胞をつくるために、良質のタンパク質をたくさんとるように言われますが、妊婦に必要なタンパク質の量はふつうの女性より一日当たりわずか一〇g増やすだけでよく、それは木の実や種子類、豆類や大豆製品、全穀類、緑葉野菜から十分摂取《せっしゅ》することができます（二三七ページ、表11参照）。

日本の医師や栄養士は「良質なタンパク質とは、赤身肉や魚、牛乳・乳製品のことだ」と信じ込んでいて、植物タンパクのほうがずっとヘルシーな選択であることを理解していません。動物性食品は確かに高タンパク食品ではありますが、コレステロールや脂肪、環境汚染

物質も大量に含んでおり、妊婦にとっても胎児にとってもヘルシーなものではありません。

妊娠中必要なタンパク質量を増やすには、加工されていない植物性食品から、体の要求するカロリー（エネルギー）量をとることです。そしてタンパク質を含まないエンプティーカロリー食品（お菓子やケーキ、焼き菓子、ソーダ、マヨネーズ、バター、マーガリン、油など）でお腹いっぱいにしないよう気をつければそれで十分です。

朝食にはたっぷりの果物と少量（三〇～五〇g）の木の実や種子類を、そして昼食と夕食には、積極的に豆類（豆腐、納豆、きな粉などの大豆製品を含む）、あるいは木の実や種子類を利用するようにします。タンパク質を多く含む食品については、次の表11を参考にしてください。

◉牛乳は飲んではいけない

たいていの産婦人科の医師は、妊婦の健康と赤ちゃんの健全な発育に必要なカルシウム補給のために、必ず牛乳を飲むことをすすめます。学校給食制度のおかげで、牛乳は妊婦にかぎらず、「すべての人にとって絶対欠かせない必須食品である」といった考えがしっかりと定着してしまいました。

（表11）一般的な食品に含まれるタンパク質の量
（総カロリー中のタンパク質カロリー〈総エネルギー中のタンパク質エネルギー〉が占める割合）

【野菜類】

	タンパク質の割合
ホウレンソウ	44%
ブロッコリー	52%
ケール	45%
レタス	34%
ズッキーニ	28%
キュウリ	24%
トマト	18%

【穀類／木の実／種子類】

	タンパク質の割合
小麦のスプラウツ	18%
蕎麦《そば》	15%
クルミ	13%
アーモンド	12%
カシューナッツ	12%
カボチャの種	21%
ヒマワリの種	17%

【果物】

	タンパク質の割合
ハネジューメロン	16%
スイカ	9%
オレンジ	8%
アンズ	8%
ブドウ	8%
バナナ	5%
リンゴ	1%

【豆類】

	タンパク質の割合
ソラマメ（ゆでたもの）	37.5%
大豆（ゆでたもの）	35.6%
木綿豆腐	36.7%
納豆	33.0%
小豆（ゆでたもの）	25.0%
インゲン豆（ゆでたもの）	23.8%
ピーナッツ	18.1%

（『Nutritive Value of American Foods in Common Units』U.S.D.A. Agriculture Handbook No.456、『五訂食品成分表』2002年,女子栄養大学出版部より）

しかし、私たちは今こそ真実を見極《みきわ》める目を持たねばなりません。すでに検証してきたように、牛乳は**牛の赤ちゃんにとって**は完璧《かんぺき》な食べ物であり、すばらしいタンパク・カルシウム源であることは間違いありません。しかし、ホモサピエンスとしての人間の体にとってはふさわしいものではないのです。

雌牛はけっしてほかの動物のお乳をもらって飲むようなことはありません。それでいてあふれんばかりのミルクを出すことができるのはなぜか、と考えたことがあるでしょうか。牛たちは緑の草を食べて、豊富なミルクをつくっているのです。

妊婦も新鮮な緑葉野菜や豆類、種子類、海藻を豊富にとっていれば、カルシウムは十分とることができ、生まれてくる赤ちゃんを健康的に発育させ、母乳をたくさんつくることができるのです。

特に小松菜、カブの葉、大根葉、ツルムラサキ、ロケットサラダ（ルッコラ）、野沢菜、ターサイ、チンゲンサイ、バクチョイ、春菊などの緑葉野菜はカルシウムの宝庫で、牛乳よりもずっと吸収が良いのです。また、ゴマやヒジキもカルシウムを豊富に含む食べ物です。ミカンやオレンジなどのような、カリウムとビタミンCを豊富に含む柑橘類《かんきつるい》は、カルシウムが失われるのをカリウムが防いでくれるばかりか、ビタミンCが骨の形成をスピードアップさせるので、妊婦は積極的にとるようにすべきです。日光に当たることも忘れないでください。日光に当たらないと、カルシウムを吸収させるために必要なビタミンDがつくられません。

◉鉄分の補給は緑葉野菜で

妊娠中は栄養と酸素を胎児に運ぶために、そしてまた胎児の血液をつくるために、鉄がよけいに必要だということから、鉄分を豊富にとることがすすめられますが、**全穀類や豆類、緑葉野菜を豊富にとっていれば、妊娠中、鉄分が不足することはまずありません。**

グリーンサラダは一日二回、緑の温野菜は最低一カップとるようにします。貧血症の妊婦は、グリーンサラダやグリーンジュース（緑葉野菜のジュース）、あるいはブレンドサラダ（緑葉野菜をミキサーにかけたもの、二〇六ページ参照）をとると、すぐに改善されます。

医師や栄養士は、「動物性食品に含まれるヘム鉄は、吸収率がホウレンソウなどの緑葉野菜に含まれる非ヘム鉄より四～六倍もいい」という理由から、赤身肉やレバーを食べるようにすすめます。しかし、鉄が体内に吸収されすぎると、ガンや心血管疾患、アルツハイマー病のような別の弊害を招くことになり、おすすめできません。

鉄分が不足しているかどうかは、妊娠初期と中期に血液検査をして調べます。ヘモグロビンや血清鉄の検査だけではなく、血清フェリチン測定をして、骨髄や肝臓、脾臓《ひぞう》に蓄《たくわ》えられている鉄の量も調べる必要があります。

鉄の蓄えは十分あるのに、ヘモグロビン値や血清鉄が少ない場合は、鉄不足ではなく、睡眠不足のため、骨髄でヘモグロビンが十分つくれないことが原因なのです。

◉脂肪の補給も青魚よりプラントフードで

体が必要な脂肪のほとんどは体内で合成されるため、実際に必要とされる脂肪の摂取量は非常に少量です。しかし、体内では合成されない脂肪で、体の成長や健康維持のために食品からとらねばならない脂肪があります。

それは必須脂肪酸と呼ばれるもので、オメガ6脂肪酸（リノール酸系列）とオメガ3脂肪酸（αリノレン酸系列）です。妊婦は胎児の成長、脳の発育、学習、行動能力形成のために、これらの摂取量を増やす必要がありますが、木の実や種子類、緑葉野菜には必須脂肪酸がたっぷりと含まれています。

血液をサラサラにしたり、脳の働きを活発にさせるのに役立つということで、今、魚（特に青魚）に多く含まれる不飽和《ふほうわ》脂肪酸であるEPA（エイコサペンタエン酸）やDHA（ドコサヘキサエン酸）が注目されています。しかしこれらは環境汚染物質を大量に含むばかりか、飽和脂肪やコレステロールも含まれているので、特に妊婦の摂取に関してはおすすめできません。

多少時間がかかりますが、これらの脂肪は、オメガ3脂肪酸から体内で合成できるため、あえて有害物質を取り込むような方法で摂取する必要はないのです。

それよりももっとヘルシーな方法は、フラクシード（亜麻仁《あまに》）や緑葉野菜、クルミなどを毎日摂取することです。フラクシードやクルミは粉にして緑葉野菜のサラダにかけたり、トマト、あるいは柑橘類などと合わせてドレッシングにしたり、またスムージー（一四七、二一五ページ参照）のベースにしたりと、方法はさまざまです。クルミをサラダ（フルーツサラダや緑葉野菜のサラダ）に加える場合は粉にせず、刻んで加えるとカリカリした歯ざわりが楽しめます。

ごく最近の研究から、体内でのDHA製造がうまくいかない人もいることがわかりました(＊34)。魚からEPAやDHAをずっととり続けていると、体のDHA製造メカニズムが退化するのかもしれませんが、まだその点は証明されたわけではなく、想像の域を脱していません。妊婦が本書のすすめに従ってヴィーガン（徹底したベジタリアン）の食事に転向した場合、その人のDHA製造能力が低いと、胎児の発育に問題が生じる恐れがあります。

ジョエル・ファーマン博士は血液検査でDHAレベルの低い人には、DHAのサプリメントをすすめています。週に一回程度、汚染度の低い魚をお刺身で食べるのも予防策かと私は思います。

なお胎児の細胞分裂やタンパク質の合成のためにはビタミンB_{12}が必要ですが、その量はごく少量です。ただし、腸内の汚染でこのビタミンが欠乏することがあるので、妊婦は妊娠中に二〜三回血液検査をして、ビタミンB_{12}、および鉄、貧血などをチェックする必要があります（一六一ページ、「ビタミンB_{12}について」参照）。

(2)「つわり」はなぜ起こるか

程度に差はありますが、非常に多くの妊婦が最初の三か月間に「つわり」を経験しています。

「つわり」のことを英語で「morning sickness」というように、この時期、朝に吐き気や嘔《おう》吐《と》が起こります。しかし、これを薬で抑えてしまうのは賢明ではありません。というのは、このとき体はこれから新しい命の営みが展開されようとしている場所をきれいにしようと、大掃除をしているところだからです。

みなさんは「つわり」にそのような意味があるなどと、これまで考えたことがないかもしれません。しかしこのことを理解すれば、私たちは自分の体に協力し、そのクレンジング作業に協力することが正しいことなのだ、とわかるはずです。

また、「つわり」を経験しなくてすむ方法も知ることになります。すなわち「つわり」は妊娠したから生じるものではなく、その**妊婦の体が毒血症《どけつしょう》の状態にあるから起こる現象**なのです。ナチュラル・ハイジーンの食生活をしている女性は、つわりを経験するようなことは滅多にありません。

毒血症になっている妊婦の体は、胃の中で反乱が起こっています。体は食べ物を拒み、肝臓は排泄《はいせつ》機能をアップし、余分な胆汁が胃に逆流し吐き出されます。

食べ物に対して嫌悪感を覚えることもあります。胆汁が逆流し、吐き気を覚えることがありますが、この吐き気を引き起こす原因はホルモンの変化によるものです。このとき、プロゲステロンやエストロゲンなどの女性ホルモンが胃の中に存在しているのです。

体が有害物質を取り除く間、食欲も抑えられます。これは、「今、体の全エネルギーを体内の浄化に向けているので、食べ物をとっても消化作業はできませんよ」という体からのサインです。

体は何がベストなのかを実によく知っているのです。

肉や魚、卵などの高脂肪・高タンパク食品、あるいはコーヒーのように苦い味の飲み物などをとると、吐き気がいっそうひどくなるのは、**体が胎児を守るために働いているから**です。体はこれらの食べ物が自分にとって有害であることを本能的に感じ取り、これらの食品に対して食欲がわかなくなるのです。コーネル大学の研究者たちは、動物性食品をとらない社会には、「つわり」は存在しないことを指摘しています。(*35)

吐き気がひどかったり食欲がないときは、無理して食べるべきではありません。ナチュラル・ハイジーンの「7つの真理」が教えているように、体の浄化作業が終わるまで、体に協力することがベストです。

このようなときは、純粋な水、または野菜か果物のジュースだけをとり、消化器官に負担をかけず、母体の全エネルギーを、クレンジングへと振り向けてやるべきなのです。そうすれば、浄化はすみやかに終わり、不快な症状は消え、快適な妊娠期を過ごすことができるようになります。

「つわり」が朝起こるのは、午前中は体が排泄モードにあって、体の浄化に集中する時間帯だからです（二五〇ページ、表B参照）。前の晩に食べたものを消化してから体のエネルギーをほかの活動に使っていないので、朝、目が覚めたときには、胎児が快適に過ごせる環境を整備するため、体のクレンジング作業を活発に行なうことができるのです。

(3)今、妊娠している方へ

妊婦は健康でないと、妊娠中たいへんな思いをします。**健康の基本は「食事」と「睡眠」、そして「エクササイズ」です。**

妊娠中は十分な睡眠をとり、体力をつけておかないと、九か月間の妊娠と出産という重労働には耐えられません。睡眠が不足すると、体力や免疫力が低下してしまいます。妊娠初期に発熱やウィルスによる感染症を引き起こすと、胎児の聴力、視力、脳の発育などに影響しますから、睡眠を十分にとることは非常に重要なことです。

妊婦に規則正しい運動が必要であることも周知のとおりです。運動はエネルギーを使いますが、消費した以上に多くのエネルギーを筋肉に蓄え、必要なときに引き出すことができるようになります。また、運動によって腹筋力をつけておくと、胎児をお腹の奥のほうに保つことができるので、大きなお腹を突き出すようなことにならず、妊娠中に腰痛に悩まされなくてすみます。

妊娠中に、むくみ、尿タンパク、高血圧症などの妊娠中毒症に悩まされる女性は、一般に妊娠中あるいは妊娠以前からの誤った食生活やライフスタイルによって、体が毒血症の状態にあるからです。

子供を産むことを考えている女性は、特に日頃から食事や生活習慣に気をつけ、本書でおすすめしているような食生活に変えるのが理想ですが、すでに妊娠している場合でも、本書のすすめに従えば、残りの妊娠期間を快適に過ごすことができます。

【妊娠中に食生活を変える場合の注意】

妊娠中に本書を読み、ナチュラル・ハイジーンのすすめる食事に変える場合は、**少しずつ行なうように**してください。

突然変えてしまうと、有害な老廃物（毒素）の一部が、血液を通して胎盤に流れ込み、胎児を傷つけることがあります。したがって、体にいいものをとるよう心がけると同時に、食事をするうえでの有害な物質は、最も有害なものからやめていき、少しずつ期間を置きながら最も害の少ないものへと移行し、最終的にはとらないようにしていく必要があります。

まずは**朝食を果物に変えます。**昼食と夕食は、組み合わせに気をつけてください。それから、もし薬を常用しているようでしたら、少しずつ量を減らしていきます。アルコールやタバコ、カフェインなども同様です。

次に、赤身肉をとるのをやめます。それから白身肉や魚、チーズといった具合に段階的にやめていきます。牛乳を飲んでいるようでしたら、今すぐにやめましょう。代わりにもっと緑の濃い野菜やゴマ、ヒジキをせっせととるようにします。

一つのものをやめてから次のものをやめるまで、最低一週間はおきます。この方法を実践すれば、たとえ妊娠したことがわかってからナチュラル・ハイジーンのすすめる食生活に変えても、赤ちゃんに、健康的に成長するチャンスを与えてあげることができます。

(4)これから出産を計画している方へ

どんな赤ちゃんができるかは、すべて両親の健康状態、食事選択、ライフスタイルと密接に関係しています。もっと厳密に言うと、子供はその両親のはるか昔の先祖代々からの遺伝子のモザイクです。

シェルトン博士は、「私たちがパートナーを選ぶときは、家畜の飼育者たちが、動物のかけ合わせを行なうときに用いるのと同様な知能を使うべきである」と述べています。

人の健康は、体のすぐれた機能や構造、およびバランスの上に基づいています。機能・構造が劣っていてバランスがとれていなければ、生まれてくる子供に、悪い形となって現われてきます。

生まれてくる子供たちは、それを選ぶことはできません。その意味で、パートナーの食事やライフスタイルもたいへん重要といえます。

すでにパートナーがいて、子供を持つことを計画しているのであれば、子供をつくるより以前に、二人揃《そろ》って食習慣を正しいものに変え、体を浄化しておくことが先決でしょう。

そうした生活を送っていれば、やがて妊娠したとき、従来のような食事をしている場合よりもずっと健康な赤ちゃんを授かることができ、母体に毒素のない環境の中で育ててあげることができます。

男性が喫煙者だと、赤ちゃんがいずれガンになるリスクが高まります。タバコが精子の中の遺伝子に影響するからです。

妊娠は女性だけの責任で行なわれるものではありません。赤ちゃんをつくるという行為は、二人にとって実に神聖な出来事です。

二人の健康状態をベストにしたときにつくられる赤ちゃんは、「超健康《スーパーヘルス》」という財産を持って生まれてくることでしょう。

（表B）24時間周期の「体のサイクル」

正午～ 午後8時	摂取と消化の時間帯 （食べることと消化することにふさわしい時間）
午後8時～ 午前4時	吸収と利用の時間帯 （栄養が体に同化するのにふさわしい時間）
午前4時～ 正午	排泄の時間帯 （体内の老廃物と食物カスの 排泄にふさわしい時間）

※ナチュラル・ハイジーンでは、人間の体を「ある一定のサイクルに基づいて機能している」と捉えています。上の表はそれぞれの機能にふさわしい時間帯を表わしたものです。「朝は排泄に専念させるため、食事はとらないほうがいい」という理由もこうしたサイクルによるものです。ただし、子供は成長期にあること、大人より消化器官が小さいうえに新陳代謝が活発なことなどの理由から、一日二食では必要な栄養が十分にとれないため、朝食に果物、木の実、種子類、全穀類（お粥やシリアル）をとるようにします。これらは従来の朝食のように、体の排泄作業を妨げるようなことはなく、それでいて必要な栄養を与えてくれます。

（表C）六大栄養素と代表的栄養源

栄養素	代表的な栄養源
炭水化物	果物、イモ類、穀類（未精製・精製穀類）
タンパク質	（植物タンパク）木の実、種子類、豆類、緑葉野菜 （動物タンパク）肉、魚介、卵、牛乳・乳製品
脂肪	（飽和脂肪酸）肉、卵、牛乳・乳製品 （不飽和脂肪酸）木の実、種子類、果物（アボカド）、豆類（大豆）、青魚、植物油
ビタミン	果物 、野菜
ミネラル	野菜、果物、全穀類（未精製穀類）、豆類、イモ類
食物繊維	果物、野菜、全穀類（未精製穀類）、豆類

※欧米の栄養学では、上記の栄養素のほかに抗酸化物質、ファイトケミカル（果物、野菜に豊富に含まれる）が重要視されています。

(表A)「病気知らずの食生活」三つの原則

【第1の原則】	「命の水を豊富に含む食べ物」を食べること ➡新鮮な果物と野菜を、生のまま丸ごとたっぷり食べる
【第2の原則】	「食べるにふさわしい時間帯」に食べること ➡朝しっかり食べると、病気や肥満のもとになる(表B参照)
【第3の原則】	「正しい組み合わせの原則」に従って食べること ➡凝縮食品(米、パン、肉、魚、卵、乳製品など)を二つ以上いっしょにとらない/肉や魚は、野菜といっしょにとる。ご飯もパンも、野菜といっしょに合わせて食べる/果物はデザートとしてでなく、胃を空にした状態で食べる(注1,2)

(注1)ただし、木の実や種子類は果物の範疇なので、果物といっしょにとることができます。セロリ、レタス類、キュウリ、白菜も果物の消化を妨げませんが、そのほかの野菜や穀類、イモ類は果物とは合わせません。

(注2)子供は大人より消化酵素の分泌が活発なので、特に消化障害などがなければ、新鮮な生の果物のあとに、少量のレーズン(1/3カップ)やバナナ(1本程度)を加えたオートミールや玄米粥をとるのは大丈夫です。

●表A、Bについての詳細は、『常識破りの超健康革命』(小社刊)をご参照ください。

乾物類

寒天　干瓢（かんぴょう）　キクラゲ　切り干し大根　葛（くず）切り　春雨　麩（ふ）　干し椎茸（しいたけ）

豆類

小豆　枝豆　キドニービーンズ　金時豆　黒豆　白インゲンマメ　ソラマメ　大豆　トラ豆　ヒヨコ豆　ブチインゲン豆　ホシエンドウ豆　緑豆　ライマ豆　レンズ豆など

イモ類

キクイモ　サツマイモ（金時、紅あずま）　サトイモ　ジャガイモ（男爵、メイクイーン）　ヤツガシラ　山のイモ（イチョウイモ、ジネンジョ、長イモ）

野菜

【緑葉野菜】アシタバ　エンダイブ　オカヒジキ　カラシ菜　キャベツ　京菜　クレソン　小松菜　サントウ菜　シソの葉　春菊　セリ　ターサイ　高菜　チンゲン菜　蔓菜（つるな）　ツルムラサキ　ツワブキ　トウミョウ　ナズナ　ニラ　野沢菜　白菜　パセリ　フダンソウ　ホウレンソウ　まびき菜　ミズ菜　モロヘイヤ　ヨモギ　レタス類（サニーレタス、サラダ菜、プリーツレタス、リーフレタス、コスレタス＜ロメインレタス＞）　ロケットサラダなど
【緑黄（有色）野菜】アスパラガス　インゲン　枝豆　オクラ　カボチャ　菊　キニラ　グリーンピース　サヤエンドウ　シシトウガラシ　スカッシュ（スクワッシュ）　ズッキーニ　セロリ　ソラマメ　タラの芽　トウガラシ　菜の花　ニガウリ　ニンジン　ニンニクの芽　ビート（ビーツ）　フキ　ブロッコリー　芽キャベツ　ラディッシュ（ハツカダイコン）など
【ネギ類】アサツキ　エシャロット　タマネギ　長ネギ　リーキ（ポロネギ）　ワケギノビルなど

そのほかの野菜

アーティチョーク（朝鮮アザミ）　ウド　カイワレ菜　カブ　カリフラワー　ゴボウ　生姜（しょうが）　シロウリ　ズイキ　ゼンマイ　大根　タケノコ　ツクシ　冬瓜（とうがん）　トウモロコシ　ナス　ニンニク　ハス　ハヤトウリ　ミョウガ　ヤマゴボウ　ユリ根　ラッキョウ　ワサビ　ワラビなど

穀物

米　小麦　大麦　蕎麦（そば）　アワ　ヒエ　キビ　オートミール　キヌア　アマランサス
※全穀類……本書では、白米、白いパン、麺類など精製されたものでなく、玄米、全粒粉小麦など未精製状態の穀物を使った食品をさす。全粒粉のパン、全粒粉のパスタ、全粒粉トルティーヤ、全粒粉を用いたうどんなど。

※なお、キヌアや全粒粉の食品類は、自然食品の店や輸入食料品店で購入できます。
下記の所は通信販売で購入できます。
◎アリサン有限会社　〒350-1251　埼玉県日高市高麗本郷185-2　TEL0429-82-4811　FAX0429-82-4813

(表D)主な食べ物一覧

果物

(アイウエオ順、以下同じ)

アンズ　イチゴ　イチジク　伊予柑(いよかん)　オレンジ類　柿　キウイ　キンカン　グレープフルーツ　ゴレンシ(スターフルーツ)　サクランボ類　ザクロ　スウィーティー(オロブランコ)　スイカ　ソルダム　チェリモヤ　ドリアン　ナシ類　夏ミカン　ネクタリン(毛なしモモ)　パイナップル　八朔(はっさく)　パッションフルーツ　バナナ　パパイヤ　ビワ　ブドウ類　プラム　プルーン　ベリー類(ブルーベリー、ラズベリー、ブラックベリー、グズベリーなど)　マンゴー　マンゴスチン　ミカン類　メロン類　モモ　ライチ　リンゴ類など

野菜系の果物

アボカド　キュウリ　トマト　ピーマン(緑、赤、黄、オレンジ、紫)など

ドライフルーツ

アプリコット　イチジク　クコの実　スグリ(カランツ)　デーツ(ナツメヤシの実)　ナシ　パイナップル　バナナ　パパイア　プルーン　マンゴー　リンゴ　レーズンなど

発芽食品(スプラウツ)

アルファルファ　豆モヤシ(大豆、緑豆、小豆、ヒヨコ豆、レンズ豆)　穀物モヤシ(玄米、小麦、大麦、蕎麦、アワ、ヒエ、キビ、アマランサス、キヌア)など

木の実(ナッツ)類

アーモンド　カシューナッツ　ギンナン　クリ　クルミ　ココナッツ(生または乾燥、ただし甘く味付けされてないもの)　ピスタチオナッツ　ブラジルナッツ　ペカンナッツ　マカデミアナッツ　松の実など

種子類

カボチャの種　ゴマ　ヒマワリの種　フラクシード(亜麻仁)など

きのこ類

榎茸(えのきたけ)　椎茸(しいたけ)　シメジ　ナメコ　初茸(はつたけ)　平茸(ひらたけ)　袋茸(ふくろたけ)　舞茸(まいたけ)　マッシュルーム　松茸(まつたけ)など

海藻類

荒布(あらめ)　岩海苔(いわのり)　恵胡海苔(えごのり)　海髪(おご)　川海苔(かわのり)　昆布(こんぶ)　水前寺海苔(すいぜんじのり)　天草(てんぐさ)　鶏冠海苔(とさかのり)　ヒジキ　布海苔(ふのり)　松藻(まつも)　モズク　ワカメ

＊20 ・Joel Fuhrman, M.D.「Eat to Live」
・Joel Fuhrman, M.D.「Are You Dieting For Life or For Death」
(49th Annual ANHS International Natural Living Conference, August 3,1997)
・Davin O' Howley「Fostering Flora」(Veggie Life, March 1998)
・Byers, T.「Diet, Colorectal Adenoma」(New England Journal of Medicine342:1156-62,2000)
＊21 ・James A. Joseph, Ph.D., Daniel A. Nadeau,M.D.,and Anne Underwood「The Color Code」
・David Heber,M.D.,Ph.D.「What Color is Your Diet」
・「Colorful Cuisine」(Vegetarian Times, April 2002)
・「Phytochemicals-Vitamins of the Future? 」(Ohio State University Extension Fact Sheets, http//ohioline.osu.edu/hyg-fact/5000/5050html)
・Stephen Barette, M.D.,「Antioxidants and Other Phytochemicals, Current Scientific Perspective」(www.quackwatch.org/03Health Promotion/antioxidants.html)
＊22 ・Abigail Chipley,「Natural Remedies」
(Vegetarian Times /www.vegetariantimes.com/resorces.quiz.asp)
・Norine Dworkin「22 Reasons to Go Vegetarian Right Now」(Vegetarian Ties, April 1999)
・Erik Marcus,「Vegan, the New Ethic of Eating」
・「The Gustavian Weekly」(November 22,2002、Vol.113　No.9)
＊23 ・「Breast Feeding and the Use of Human Milk(RE9729)」(American Academy of Pediatrics Breast Feeding Policy Statement/ www.aap.org/policy/re9729)
・Physicians Committee For Responsible Medicine with Amy Lanou,Ph.D
「Healthy Eating for Life for Children」
＊24 ・Leslie Burby「101 Reasons to Breast Feed Your Children」(Pro MOM,Inc./www.promom.org/101)
＊25 ・「Breast Feeding Makes Healthy Babies」(The Journal of the American Medical Association, January 24,2001)
＊26 ・Gabriel Cousens, M.D「Conscious Eating」
・Joyce M. Kling「 Normal Feeding of Infants; Feeding Babies Under Abnormal Conditions Until Weaning Age」
(The Life Science Health System, L.56, Life Science Institute 1986)
・Robert S. Mendelsohn, M.D.「How to Raise a Healthy Child: In Spite of Your Doctor」
・Robert S. Mendelsohn, M.D.「Confessions of a Medical Heretic」
・J. Cesar「The British Medical Journal,May15,1999」
・Leslie Burby「101 Reasons to Breast Feed Your Children」
(Pro MOM,Inc./www.promom.org/101)
・La Leche League (www.lalecheleague.org/bfinfo.html)
・International Baby Food Action Network (www.ibfn.org/english/gateenglish.html)
＊27 ・「Breast ⸾Feeding Bolster IQ: Study 」(The Journal of the American Medical Association, May 8,2002)
・Joyce M.Kling,「 Normal Feeding of Infants; Feeding Babies Under Abnormal Conditions Until Weaning Age」(The Life Science Health System, L.56, Life Science Institute 1986)
・Leslie Burby「101 Reasons to Breast Feed Your Children」
(Pro MOM,Inc./www.promom.org/101)
＊28 ・「Pediatrics」(1982;89(6)
・「Public Health Nutrition」(June 1998 1:2)
・Acta Paediatrica,1999 Dec,88:12
・Journal of Pediatric Surgery Oct,34:10
・Public Health Nutirition,1998,June1:2
・West Virginia Medical Journal,1999Sept-Oct;95(5)
・Townsend Medical Letter,May,1995
＊29 ・Physicians Committee for Responsible Medicine with Amy Lanou, Ph.D.
「Healthy Eating for Life for children」
＊30 ・「Veggie Life」Winter 2000-2001
＊31 ・「Pediatrics」(1982;89(6)
＊32 ・Boultein World Health Organization,70:259,1992
・T. Colin Campbell, Ph.D「The China Project」
＊33 ・Herbert M. Shelton「The Hygienic Care of Children」
＊34 ・Joel Fuhrman, M.D.「Chewing the Fat on Fatty Acids and Fish Oil」
(Dr. Fuhrman's healthy Times, Newsletter No. 5 March 2003)
＊35 ・Physicians Committee for Responsible Medicine with Amy Lanou, Ph.D.
「Healthy Eating for Life for children」

引用資料一覧

＊1 ・T. Colin Campbell, Ph.D.「The China Project」
・Joel Furhman, M.D.「Eat to Live」
・Joel Fuhrman, M.D.「Fasting and Eating for Life」
・Physicians Committee for Responsible Medicine with Amy Lanou, Ph.D.「Healthy Eating for Life for children」
・Neal Barnard, M.D.「Food for Life」
・David Klein,B.S., N.Ed.「What is Disease」(Living Nutrition Vol.5, 1998)
＊2 ・Robert Cohen「Milk A-Z」
・Robert Cohen「Milk The Deadly Poison」
・Frank A. Oski, M. D.「Don't Drink Your Milk」(『牛乳には危険がいっぱい?』東洋経済新報社)
・www.notmilk.com／www.milksucks.com／www.pcrm.org/health
＊3 ・「The Harvard Nurses' Health Study」(American Journal of Public Health」June,1997)
＊4 ・Francis M. Pottenger, Jr.「Pottenger's Cats:A Study in Nutrition」
・Robert S. Mendelsohn, M.D.「Confessions of a Medical Heretic」
(『医者が患者をだますとき』草思社、以下同)
・「Your Pet's Health 」(www.thunderz.com/lor_pet.asp)
＊5 ・Jessica Outwater「Why Milk Might Cause Breast Cancer」(Medical Hypotheses, December,1996)
＊6 ・「Science」(Vol. 294, August 24,1990)
・「Journal of the National Institute of Health」(1991,3)
・「Molecular Cell Endocrinology」(March1999(2))
・「Journal of Cellular Physiology」(January, 1994,158(1))
・「European Journal of Cancer」(29 A(16) 1993)
・「Experimental Cell Research」(March 1994,211(1))
・「Science」(Vol.259,January29,1993)
・「International Journal of cancer」(2000:88:828-32)
・World Cancer Research Fund/ American Institute for Cancer Research
「Food, Nutrition and the Prevention of Cancer: A Global Perspective」
(American Cancer Research, Washington, D. C. 1997)
・A Report by Researchers at the Harvard Medical School Released on January 23, 1998
＊7 ・「Milk: The Deadly Poison」(http://home.iac.nl/uscrs/lightnet/health/messages/milk/milk.html)
＊8 ・John A. McDougall,M.D.「The McDougall Program」
＊9 ・『日経ヘルス』1998年12月号
＊10 ・「Houston Chronicle」(October 27,2002)
＊11 ・「The Journal of Biosocial Research」quoted in「Conscious Eating」P91 by Gabriel Cousens, M.D.,
＊12 ・Tuomilehto J., Jousilahtip, Restenyte D.,et al「Urinary Sodium Excretion and Cardiovascular Mortality in Finland: A Prospective Study」(Lancet,2001:357) (9259)
＊13 ・Grace Wyshak「Active Girls who Drink Colas Are Five Times Likely to Fracture bones」
(The Archives of Pediatric and Adolescent Medicine, June, 2000)
・「Harvard School of Public Health Press release,」(June 14,2000)
＊14 ・「Now, Where'd I Put That Chicken Wing ?」(Good Medicine,Spring-Summer,2002)
＊15 ・Gabriel Cousens, M.D.「Conscious Eating」
＊16 ・「Warning for Coffee Drinking」(Natural Health, April 2001)
＊17 ・「Fighting Back 」(Vegetarian Times, March,1998)
・Robert S. Mendelsohn, M.D.「How to Raise a Healthy Child: In Spite of Your Doctor」
・「Antibiotics and the Common Cold」(www.dragreene.com/21_562html)
・「Common Cold and The Flu :Antibiotics are No Quick Fix」
(National Center for Policy Research) (www.cpr4womenandfamies.org/womenhlth9.html)
＊18 ・Herbert M. Shelton, N.D.「Physicians Strike-Morticians Beg For Bread」(The Hygienic Review)
・Robert S. Mendelsohn, M.D.「Confessions of a Medical Heretic」
・Keith Alan Lasko, M.D.「The Great Billion Dollar Medical Swindle」
＊19 ・「The Natural Hygiene Handbook」(American Natural Hygiene Society, Inc, /National Health Association)
・T. Colin Campbell, Ph.D.「The China Project」
・T. Colin Campbell, Ph.D.「New Thinking in Nutrition: Why Changing Is Urgently Needed」
(52nd Annual National Health Association Conference, July 25,2000)
・Dean Ornish, M.D.「Dr. Dean Ornish's Program For Reversing Heart Disease」
・Neal Barnard, M.D.「Food for Life」
・Neal Barnard, M.D.「Eat Right Live Longer」
・Joel Fuhrman, M.D.「Eat to Live」
・Joel Fuhrman, M.D.「Fasting and Eating for Health」
・「The Nurses' Health Study at Brigham and Women's Hospital」(www.channing.harbard.edu/nhs/)
・Physicians Committee For Responsible Medicine(PCRM) (www.pcrm.org)

- ・Ronald G. Cridland, M.D.「Mistaken Notions about Children and High Fever」
  (Health Science, May/June2000.)
- ・George S. Weger, M.D.「The Nausea and Vomiting of Pregnancy」(Dr. Shelton's Hygienic Review)
- ・Nancy Appleton, Ph.D.「Holding Health Hostage」(Partners, June 1998)
- ・Richard Schulze「Doctors, the #1 cause of death (Dr. Schulze's Bi-monthly Newsletter January 2000).
- ・「Study Links Western Dietary Pattern with a Great Risk for Type 2 Diabetes in Men」
  (Harvard School of Public Health Press Release February 4,2002)
- ・「Position of the American Dietetic Association; Vegetarian Diet」(The Journal of American Dietetic Association, 88:35-355:1988)
- ・「Position of the American Dietetic Association」(The Journal of American Dietetic Association, November1997, Volume 97,Number11)
- ・Sharon L. Crenson and Martha Mendoza「Debate over mercury levels in fish」
  (Houston Chronicle,Oct.27,2002,)
- ・Neal Barnard,M.D.「Which Is Worse For Your Health, Smoking or Eating Meat?」
  (PETA's Animal Times,Spring,2001)
- ・「Eating For Life」(PETA Vegetarian Starter Kit)
- ・「High carbohydrate foods could cause cancer, study says」(Houston Chronicle April 25,2002)
- ・「Pregnant Women get fish warning」(Houston Chronicle Nov.28,2002)
- ・「A report from the National Academy of Sciences (NAS)」(July 2000)
- ・「The Raw Food Bulletin」(July 2002)
- ・「The American Journal of Pubic Health」(March 1999)
- ・「New England Journal of Medicine」(November28,2000)
- ・「Good Medicine」(Vol.III No.3,1994)
- ・「Good Medicine」(Vol. VIII,No.4,1999)
- ・「Good Medicine」(Vol.XI,No.2,2002)
- ・「Health Science」(November/December 1997)
- ・「Health Science」(May/June 1999)
- ・「Health Science」(July/August 2000)
- ・「Health Science」(November/December 2000)
- ・「Health Science」(Summer 2001)
- ・「Health Science」(Spring 2002)
- ・「Health Science」(Winter 2002)
- ・「Vetgetarian Voice」(Vol.25/No.3,Fall 2001)
- ・「Vegetarian Voice」(Vol.26, No.1, Spring 2002)
- ・「Living Nutrition」No,10,2001
- ・「Animal Times」(Summer 2000)
- ・「Vegetarian Times」(October 2000)
- ・「Neurotoxicology」(16 (4) :597-612,1995)
- ・「Veggie Life」(Winter 2000-2001)
- ・「Scandinavian Journal of Work Environmental Health」(2 (4) :260-66,1996)
- ・「Environmental Health」(108 (Supp.3) :413-20,2000)
- ・「Pediatric Allergy-Immunology」(1994,5 (5) Supplement)
- ・Robert M. Kradjian, M.D.「The Milk Letters A Message to my Patients」
  (www.seccacomputers.com/mcruz/milk_letter.html)
- ・PCRM-Health,「What Wrong with Dairy Products?」(www.pcrm.com)
- ・T. Colin Campbell, Ph.D.「New Thinking in Nutrition: Why Change Is Urgently Needed」
  (52th Annual ANHS National Health Association Conference, July 15, 2000)
- ・T. Colin Campbell, Ph.D.「Why Change in Our Approach to Diet is Urgently Needed」
  (51th Annual International Natural Living Conference, July 24,1999)
- ・T. Colin Campbell, Ph.D.「New Frontiers In Nutrition」(50th Annual International Natural Living Conference, August 1, 1998)
- ・Joel Fuhrman, M.D.「Why Is Your Child Sick Too Much?」
  (48thAnnual ANHS International Natural Living Conference, July 22,1996)
- ・Joel Fuhrman, M.D.,「Your Child Sick Too Much?」ANHS International Natural Living Conference July 22,1996.
- ・Ronald Cridland, M.D.「Hygienic Care of Children」ANHS International Natural Living Conference July 24,1994.

参考文献

・Life Science Institute,1996「The Life Science Health System」(Texts 1—106)
・John H.Tilden,M.D.,「Toxemia Explained」
・John H.Tilden,M.D.,「Impaired Health」Ⅰ,Ⅱ
・Harbert M. Shelton, N.D.「The Science and Fine Art of Food and Nutrition」
・Harbert M. Shelton, N.D.「Health For The Million」
・Herbert M. Shelton,N.D.「The Hygienic Care of Children」
・Benjamin Spock, M.D.,& Steven J. Parker,M.D.「Dr. Spock's Baby and Child Care」
・Robert S.Mendelsohn, M.D.「How to Raise a Healthy Children:In Spite of Your Doctor.」
・Michael Klaper, M.D.「Pregnancy, Children,and the Vegan Diet」
・Michael Klaper, M.D.「Vegan Nutrition: Pure and Simple」
・Neal Barnard, M.D.「Food For Life」
・Neal Barnard, M.D.「The Power of Your Plate」
・Neal Barnard, M.D.「The Turn Off The Fat Genes」
・Joel Fuhrman,M.D.「Fasting and Eating for Life」
・Vivian Virginia Vetran, D.C.,hM.D.,Ph.D.「Errors in Natural Hygiene? T.C. Fry's Devolution Demise and Why」
・Norman W Walker, D. Sc,「Become Younger」
・William L. Esser,N.D.「Prenatal Life」
・Susan Smith Jones, Ph.D.「Choose to Be Healthy」
・Susan Smith Jones, Ph.D.「The Main Ingredients of Health & Happiness」
・James F. Balch,M.D.,Phyllis Balch,CNC,「Prescription for Nutritional Healing」
・Victoras Kulvinskass「Survival into the 21st Century」
・Gabriel Cousens, M.D. 「Conscious Eating」
・Jay Milton Hoffman,Ph.D.「Hunza」
・Francis M. Pottenger「Pottenger's Cats: A Study in Nutrition」
・JoAnn Farb「Compassionate Souls」
・Cheryl Stoycoff「Raw Kids」
・John Robbins「May All Be Fed」
・John Robbins「Diet for a New America」
・John Robbins「Food Revolution」
・Erick Marcus「Vegan」
・Haward F. Lyman,Glen Merzer(contributor)「Mad Cowboy」
・Nancy Appleton, Ph.D.「Lick the Sugar Habit」
・Harvey & Marilyn Diamond「Fit For Life Ⅱ,Living Health」
・Paula Duvall「The New World of Eating」
・Ina Mae Gaskin「Spiritual Midwifery」
・Shron Yntema「Vegetarian Pregnancy」
・Physicians Committee For Responsible Medicine「Vegetarian Starter Kit」
・Natural Hygiene Press, Inc.「The Great Health Discovery: Natural Hygiene and Its' Evolution, Past-Present &Future」
・American Natural Hygiene Society, Inc. /National Health Association「Forty Nine Tips for Maximizing Your Health」
・Matthew Grace「A Way Out」
・S.Bahna「Allergies to Milk」
・Bradley J. Willcox, M.D., D. Craig Willcox, Ph.D. & Makoto Suzuki, M.D.「The Okinawa Program」
・Kristine Nolfi,M.D.「The Miracle of Living Food」
・Stephen Arlin, Fous Dini, David Wolfe「Nature's First Law:The Raw-Food Diet」
・Keith Alan Lasko, M.D.「The Great Billion Dollar Medical Swindle」
・Dr. Edward Howell「Enzyme Nutrition」(『キラー・フード』現代書林)
・Norman Walker, D.Sc.「Pure & Simple Natural Weight Control」(『自然の恵み健康法』春秋社)
・Robert S. Mendelsohn, M.D.「Confessions of a Medical Heretic」(『医者が患者をだますとき』草思社)
・大野知子編集代表『公衆衛生学』中央法規出版株式会社
・Walter Willett, M.D., Kolata, G.,「Animal Fat Is Tied to Colon Cancer」(New York Times, December 13,1990,P.A-1)
・David Klein,B.S.,N.Ed.「The Common Cold Is the Cure」(Living Nutrition,Vol.10, 2001)
・Shanti Raywani「Got Milk?」(The Indian Times, December 3, 2001)
・Ralph Cinque,D.C.「Hygienic Consideration In the Selection of Foods」(Health Reporter No.15)

あとがき

きっとみなさんはこの本に出会うまで、食べ物が私たちの健康と病気にこれほど密接にかかわっているとは、考えてもみなかったことと思います。子供の成長にとって欠かせないと信じて疑わなかった食べ物が、子供の健康に役立つどころか、逆に子供の健康を損ない、そしてその子供が大人になってから発症する病気の主原因となっている、などとは夢にも思っていなかったことでしょう。

本書を読んで、いわゆる「ヘルシーな食事」に関するこれまでの常識も、足元から崩れてしまったことと思います。もしかしたら、自分が正しいと信じてきたものが否定されてしまったため、反感や嫌悪感を抱いた方も多いかもしれません。

しかし、いつの時代でも、新しい情報はすんなりと受け入れられるものではありません。特にその情報が「真実」である場合には、それまでの習慣や考え方を変えることに対して抵抗する人々から、冷たい仕打ちや批判を受けるのが世の常です。

ドイツの哲学者ショーペンハウアーは、次のように述べています。

「初めはあざ笑われ、次に抵抗され、そして最終的には、当然のこととして受け入れられる。『真実』というものはこの三つの段階を経て、ようやく人々に受け入れられるようになる」

一九七九年のアメリカ医師会のポジションペーパー（立場表明文書）には、「健康状態と栄養摂取との間には何の因果関係もない」と記されていました。しかしそれから二〇年あまりを経過した今日、「ガンや心血管疾患、糖尿病、肥満などは、人々のライフスタイル、特に食習慣の誤りによって生じるものである」ことが、科学・医学・疫学分野をはじめとする多くの研究から明らかにされてきました。そして日本でも、これらの病気は「生活習慣病」と呼ばれるようになったのです。

今ほど栄養学・健康学の分野にパラダイム（ものの考え方）の転換が求められている時代はありません。世界は日々どんどん変化しています。その激しい変化は、栄養学・健康学の分野でも例外ではありません。

しかし、アメリカに住んでいる私からすると、日本では、世界中から発信されるこの分野の情報量が、あまりにも少なすぎるように思えます。それは、その情報の必要性を切実に感じている人が欧米ほど多くはいないことの証《あかし》かもしれませんが、日本でもその必要性に気づくお母さん方が、少しずつ増えていくことを切に願っています。そうすれば、みなさんの大切なお子さんが、そしてみなさん自身も、病気で苦しむようなことが減少していくからです。

究極の健康栄養学「ナチュラル・ハイジーン」は、パラダイムの転換をすすめるヘルスアプローチです。食事選択の面で、従来の食習慣の常識にとらわれず、もっと「自然の法則」に基づいた見方ができるようになれば、大人も子供もずっと高いレベルの「超健康《スーパーヘルス》」を手に入れ、それを維持していくことが可能になる、と教えています。

食べ物の選択と健康・病気の関係について、みなさんがこれまで持っていた認識や考え方を変えると、信じられないことが起こります。

子供は健康でエネルギーに満ちあふれ、明るく健やかに育っていくようになり、その結果、親が早朝や深夜・休日に病院を探し回る苦労や不安からも解放されるのです。

最近の調査では、およそ八割の子供たちが年に五回以上も病院のお世話になっているそうです。そして九割の母親が、「子供がいつ病気になってもいいように、子供のためのかかりつけの病院がある」と答えているくらいですから、「子供は病気になるもの」という考えが常識化してしまっているようです。

本書のすすめに従えば、その「常識」を覆すことができます。本書の考え方に賛同し、従来の食事選択と病気に関する考え方を変えたお母さん方は、「今までの常識は真実ではない」ことを、自らの子供を通して証明することができるのです。

そしてその強力なサポーターとなってくれるのが、新鮮な果物であり、生の野菜なのです。子供たちの朝食やおやつを果物に代えていくことによって、子供たちの将来の健康は保証され、人生が開かれていきます。ひいてはそれが日本、世界の人たちの幸福へとつながっていくはずです。「果物は二一世紀の子供たちと地球にとっての救世主」といっても大げさではないのです（このことは、果物の生産・販売に携わっているみなさんにぜひとも知っていただきたいことであり、消費者にもっともっとアピールしていただきたいことです）。

私は昨年、『常識破りの超健康革命』（グスコー出版刊）という本を出版しましたが、想像以上の反響で、数多くの方から、ご質問やご感想をいただきました。

「初めて耳にする情報なのでとにかく驚いた」という感想とならんで特に多かったのが、「子供の食生活に関する質問」と「子供のための本の要望」でした。

来日した際の講演時にも、「超健康革命のすすめる食事法やライフスタイルは、妊娠中の女性でも大丈夫なのか」「これは子供たちにも有益なのか」といったご質問を何度も受けました。

結論からいえば、「超健康革命」のすすめるライフスタイルは、人種、性、年齢の別なく、誰にでも有益といえる究極の健康法です。ましてや成長期にある子供と、大切な子供を育てようとする妊娠中の女性には、ぜひともおすすめしたい方法なのです。

そのことを少しでも多くの人に知っていただくこと、そしてみなさんからのご要望にお応えすることが本書執筆の目的でした。

本書の刊行によって目的の半分は達成しましたが、その内容を多くの人に伝えるという作業はまだ始まったばかりです。


みなさんにお伝えしたい欧米発の最新情報があまりにも多く、紙面の都合上割愛せざるを得ないことがたくさんありました。

たとえば、本書はそのタイトルのとおり、子供たちにすすめられる食べ物について述べていますが、子供たちが自ら病気を予防し、生涯「超健康《スーパーヘルス》」状態を維持するためには、食べ物のほかに十分な睡眠や運動、ストレスをためないことなども不可欠です。

睡眠や運動が不足すると、子供の体はたくましく成長していくことができません。組織の修復も滞ってしまいますし、学習能力も低下していきます。

こうしたことの説明や、アレルギーと食べ物の関係について、さらには予防接種から虫歯や農薬の問題に至るまで、まだまだお伝えしておきたいことは山ほどあります。

また今回は前著との重複を少なくしたため「ナチュラル・ハイジーンのすすめる理論」に関しての説明が不足がちになってしまったかもしれません。

「〈病気知らずの食生活〉三つの原則」「正しい組み合わせの原則」「果物の正しい食べ方」などについて、よりくわしくお知りになりたい方は、恐縮ですが、拙著『常識破りの超健康革命』を併せてご覧いただければ幸いです。


この情報を知ったあとに、どう行動されるかはみなさんの自由です。ただし、子供たちの体を守ってくれるのは、国や厚生労働省でもなければ、近くにいるお医者さんでもありません。親であるみなさん自身が、子供をつくる以前から「生まれてくるわが子の健康」を気づかい、正しい生活習慣を身につけることが、あとで後悔しないための最善の方法だと思います。

子供を健康にさせられるか否かは、親であるあなたの愛情次第ともいえるのです。あなたの親としての愛情が子供たちの将来を決めるのです。

最後に、医師のラッセル・トゥロール博士が今から一三〇年前に述べていたことをご紹介して、筆を置くことにします。世界中のすべての子供たちが健やかに育っていくことを祈りながら——。

「子供とは、妊娠したときから親が子供をどのようにケアしてきたか、その結果によってもたらされた所産であり、さらには、生まれてから親が何を教えてきたか、その結果によってもたらされる賜物《たまもの》である」

二〇〇三年六月

松田麻美子

◉本書を推薦します

子供たちにも生活習慣病が広がりつつあるこの時期、著者でなければ書けない画期的な本が上梓《じょうし》されたことは、非常に大きな喜びです。

第1部では、食事に関する従来の健康常識がいかに誤っているかが徹底的に検証されていて、圧倒されます。さらに第2部の冒頭では、「ナチュラル・ハイジーン」から見た病気と健康について、明快な説明がなされています。したがって、そのあと具体的に示されている「乳児期から学童期までの食事と妊娠中の母親の食事」も、その理論が納得されたうえでの実践法なので無理なくすすめられるようになっています。

本書によって日本にも「超健康革命」の波が広がり、より多くの方が本当の健康を享受され、人生を最大限に楽しめるようになることを願っています。

――伊利　元（坂戸西診療所院長）

一年数か月前に著者の前作『常識破りの超健康革命』と出会い、「朝はフルーツだけ、昼は山盛りの生野菜と少しの蕎麦《そば》」を心に決めて実行した結果、一八kg減量し、今に至っています。自らの体験により、「すべての病気は食生活習慣と関係しており、整形外科の疾患も（外傷を除けば）同じことがいえる」ということを確信したのです。

ところが大病院では「科」という壁があって、内科の先生の前で整形外科医が食生活の指導をすることなどできません。結局、「全人的医療」をコンセプトとした自らのクリニックを昨年開業するに至りました。今では食生活を含めた疾患の治療と予防に努め、多くの患者さんの「超健康革命」に成功しています。

「超健康革命シリーズ」の第2弾といえる本書は、前作同様むずかしい内容のはずなのに、わかりやすく、かつ説得力に満ちており、さらに「子供を何とか救いたい」という著者の愛情が満ちあふれています。子育て中、あるいはこれから子育てをされる多くの親御さんにぜひとも読んでいただきたい一冊です。

――大成克弘（大成整形外科クリニック院長）

富士市のある小学校で六年生二五〇人に血液検査をしたところ、「コレステロール値の高い児童が男女ともに一五％おり、血糖値の高い児童は男子の一一％、女子の四％もいる」という結果が出たことが公表されています。この原因は、日本人が日本食を忘れ、アメリカ人を真似した食生活を送っていることにあります。

この小学校はごくふつうの学校で、食物消費の動向から推測すると、こうした傾向はおそらく日本全体の小学生に蔓延《まんえん》していると思われます。つまり、多くの小学生が生活習慣病の予備軍になってしまっているのです。

小学六年生ですでにこのような状態では、三〇～四〇代の働き盛りになったとき、脳梗《のうこう》塞《そく》・腎不全など生活習慣病の合併症が生じる可能性があります。こうした事態になれば、少子高齢化の二一世紀に日本は滅びます。

子供たちの食生活を変えることは緊急の課題です。その意味で、本書は時宜を得たものであり、多くの方に読んでいただき、それぞれの立場で実行されることを願っています。

——北川博敏（香川短期大学学長、農学博士）

本書に書かれている食生活を実践すれば、どんな子供も少しの病気もなく、すくすくと健康に育つことは間違いない。それほどすばらしい内容の本だ。なぜそう断定できるかといえば、私自身が妊産婦・乳幼児にほぼ同様の指導をしており、そのほとんどすべてにわたって高い成果が得られているからだ。

果物や生野菜、また生ジュースがとれていないお母さんは多いことだろう。しかしだまされたと思って一度試してみるといい。著者の言っていることは真実である、とすぐにわかるはずだ。しょっちゅう風邪をひいていた子供や、お腹をこわしていた子供は体調を崩さなくなる。そして免疫もきわめて高く維持され、難病、奇病とも無縁となる。すなわち、子供たちが大人になってからの健康までも保証してくれているのだ。

アメリカ最高の真実の栄養学をベースに、科学的にかつわかりやすく説き明かした本書こそ、子供のための最高の健康指導書といえるだろう。

――鶴見隆史（鶴見クリニック院長）

本書の伝える情報は、私が医学部では一度も教わらなかった「驚くべき真実」です。どうか、まず本書をよくお読みください。そして、著者のすすめるナチュラル・ハイジーンを、自分にできるところから取り入れてみることを心からおすすめします。

私自身、著者のすすめるこのナチュラル・ハイジーンを生活に取り入れたおかげで、体重は二か月ほどで無理なく自然に一〇kgほど減量でき、二〇代より続けていた高脂血症用の薬の服用も中止できました。もちろん検査値も非常に良い値ですし、体調も良好です。八歳になる娘と三歳になる息子にもこのナチュラル・ハイジーンを一部実践させたところ、それ以来、寝つきと寝起きがとても良くなっています。

地球の将来を担うすべての子供たちのために、そしてすべての親と健康を願うすべての人々にとって、本当に有益で真に正しい情報が提供されている本書を強く推薦します。そして、本書こそ最良の処方箋の一つになる、と確信しています。

――森脇弘隆（特定医療法人「新生病院」小児科医長）

従来の栄養学の考え方、現在の薬漬けと健康保険制度のもとでの医療では、生活習慣病を治すことはできません。それは、胃ガンの研究から始めて最終的には胃ガンを予防する「胃ガンをなくそう運動」にまで手を染めた、私の体験からの結論です。

しかし光明はあります。病に悩む多くの人に希望を与えた著者の前作『常識破りの超健康革命』がそうであり、日々むしばまれている子供たちの健康を回復させ、子供たちが大人になったとき発症する生活習慣病さえシャットアウトしてくれる本書の刊行こそ、大いなる光です。前作同様、本書の刊行は、愚かな人間がつくったゴビ砂漠の中の「生命あふれる緑のオアシス」といえるものであり、近い将来、その内容が高く評価されることは間違いありません。

――外園久芳（病気をなくす運動本部　フルーツ・クリニック院長）

※松田麻美子先生の前作『常識破りの超健康革命』の刊行を機に、昨年、松田先生主宰の「超健康革命の会」が発足しました。本書『子供たちは何を食べればいいのか』や『常識破りの超健康革命』で推奨しているライフスタイルに共鳴する方々が、最新情報を学んだり、意見交換したりすることを目的としています。会に関するお問い合わせは、左記のグスコー出版宛にご連絡ください。

また松田先生へのカウンセリング、講演依頼についてのお問い合わせも、左記宛にお願いいたします（ただし、松田先生への質問の類いは受け付けておりませんので、あしからずご了承ください）。

なお以前よりご要望の多かった松田先生の講演収録ビデオを現在製作中です。詳細につきましては同じく左記宛にお問い合わせください。

※「超健康革命の会」事務局が管理するインターネット上の掲示板「超健康革命プラザ」

が開設されています。ご興味ある方はどしどしご参加ください。
・URL　http://www4.rocketbbs.com/14/bbs.cgi?id=shr2003
・携帯電話用　http://www4.rocketbbs.com/14/m.cgi?id=shr2003
＊携帯電話はi-mode，J-sky，EZwebに対応しています。

【お問い合わせ先】グスコー出版　TEL〇三-五七四三-六七八一
FAX〇三-五七四三-六七八三
Eメール　info@gsco-publishing.jp

松田麻美子（まつだ・まみこ）
ヘルス・エデュケーター、ヘルス&ニュートリション・コンサルタント。1978年、米国ウェスリヤン大学卒業。1992年「アメリカ健康科学カレッジ」で栄養科学の最高学位を取得後、日本におけるナチュラル・ハイジーン（自然健康法にもとづく究極の健康栄養学）のパイオニアとして活躍。現在、米国ヒューストンに在住。日米間を往復し、「健康な体づくり」のための研究と指導に取り組んでいる。著書に『常識破りの超健康革命』（小社刊）、訳書に『ライフスタイル革命』（ハーヴィー・ダイアモンド、マリリン・ダイアモンド著）などがある。

子供のからだは家族が守る！
子供たちは何を食べればいいのか

2003年 7月21日　第1刷発行

著　者　松田麻美子
発行者　佐藤八郎
発行所　グスコー出版
〒140-0014　東京都品川区大井1-23-7-4F
販売：Tel03（5743）6782　Fax03（5743）6783
編集：Tel03（5743）6781　Fax03（5743）6783
URL：http://www.gsco-publishing.jp
印刷・製本　暁印刷

ISBN 4-901423-04-5